근육을
풀어야

통증이
잡힌다

근육을 풀어야
통증이 잡힌다

초판 1쇄 인쇄일 2021년 11월 1일
초판 1쇄 발행일 2021년 11월 10일

지은이 이문환
펴낸이 양옥매
디자인 표지혜 송다희

펴낸곳 도서출판 책과나무
출판등록 제2012-000376
주소 서울특별시 마포구 방울내로 79 이노빌딩 302호
대표전화 02.372.1537 **팩스** 02.372.1538
이메일 booknamu2007@naver.com
홈페이지 www.booknamu.com
ISBN 979-11-6752-034-0 (03510)

근육을 풀어야

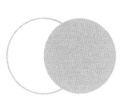

통증이 잡힌다

글·이문환

책과나무

[서문]

시를 쓰려고 해요.

너무 많은 말을 해 버렸어요.
이제는 누군가를 설득시키고 이해시키려고,
숨도 쉬지 않고 써 내려간 장문의 글이 아니라,
나 스스로를 되돌아보고,
스스로 생각거리를 던져 줄 수 있는
압축된 언어로 시를 쓰고 싶어요.

나의 긴 글이 너무 강해 비수가 되어
마음에 상처를 입었던 사람들에게
죄인이 된 기분이 듭니다.
오래전부터 조금씩 든 생각이었지만,
하루하루 시간이 갈수록 그 죄함은
더해 가는 것 같아요.

깊어 가는 가을 아침.

나이 오십을 눈앞에 둔 2019년 10월입니다.

입을 닫고, 글에 힘을 빼고,

내면의 울림을, 정제된 언어로 시를 쓰고 싶어요.

2019년 10월 17일, 이문환 올림.

이렇게 시작된 글쓰기는

작년 급하게 진행된『오십견, 근사슬이완술』집필 때문에

1년을 미뤄 올해 2021년 여름이 시작되는 언저리에 시작되었다.

시로 옮긴 내 마음을 글로 표현해 보니

'꼭 이런 것을 글로 남겨야 하는가?'라는 자괴감에

글쓰기를 포기하려고 생각했던 적도 여러 번 있었다.

그리고 또다시 며칠을 글쓰기를 멈추었다가

다시 열어 보는 과정을 수없이 반복해 오면서

한 편의 시집을 완성했다.

어떤 의미로 남게 될지 모르겠지만,

다시 한 번 세상 밖에 나의 생각을 던진다.

그리고 난 또다시
긴 침묵의 시간에 빠져든다.

- 2021년

10월의 단풍 아래서

차례

6 PART — 질환별 원인 및 치료법

1부 고관절

2부 목

3부 무릎

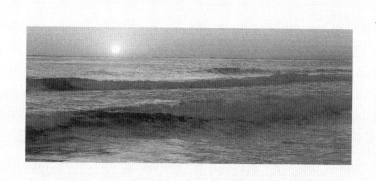

1 PART

모든 생명체는 굳으면 병이 들고 죽는다

근력

근육의 힘, 즉 근력을 증가시키려면 운동을 하세요.
무산소 근력 강화 운동이 아니라,
유산소 이완 운동을 하십시오.

굳어 있는 근육은 고유한 길이가 짧아지는데,
이 상태에서는 근육이 힘을 발휘하지 못합니다.
굳어 있는 근육이 힘을 쓰게 하려면 근육을 풀어야 합니다.

근육이 굳을수록 병이 생기는데,
통증은 근육이 풀릴수록 줄어들고,
완전히 풀리면 통증은 제로가 됩니다.
더불어 근력도 증가됩니다.

우리는 근력이 약해서 통증이 생긴다고 오해를 합니다.
그래서 근력 강화 운동을 합니다.
굳어 있는 근육을 풀지 않은 채 근력 강화 운동을 하면 오히려 근육은 더 뭉치고, 발휘되는 힘은 계속 감소하게 됩니다.

굳어 있는 상태에서 움직일 때 부상을 입게 됩니다.

운동선수처럼 근력이 더 필요하다면

근육이 완벽히 풀리고, 통증이 없어진 다음 경기력 향상을 위해

그때 근력 강화 운동을 하는 것입니다.

일반인이라면, 특히 통증을 없애는 것이 목적이라면

이제 더 이상 근력 강화 운동을 하지 마세요.

유산소 운동, 스트레칭, 이완 운동.

그 어떤 운동이라도 좋습니다.

굳어 있는 근육이 풀릴 수만 있다면.

그때 힘이 생길 겁니다.

다시 아파졌어요

"다시 아파졌어요. 어떻게 하죠?"
치료 횟수를 늘려야 합니다.

치료를 하고 난 후 다시 아파지는 경우가 허다하다.
그 이유가 뭘까?
힘줄에 염증이 다시 생겼을 수도 있고,
추간판이 다시 탈출되었을 수도 있고,
연골이 다시 닳았을 수도 있다.

하지만, 힘줄에 염증이 다시 생기고,
추간판이 다시 탈출하고,
연골이 다시 닳은 것은
힘줄에 붙어 있는 근육이 다시 굳어서 염증이 생긴 것이고,
척추를 연결하는 근육이 다시 굳어서 추간판이 탈출한 것이며,
관절을 지나는 근육들이 다시 굳어서 연골이 닳은 것뿐이다.

다시 치료를 시작하면 된다.

뭉친 근육을 다시 풀어 나가면 된다.

균이 들어온 것이 아니다.

모든 통증은 근육이 굳음으로 시작하고,

모든 질환은 근육이 굳은 결과일 뿐이다.

흔들리지 말고,

다시 한 번 근육으로 포커스를 이동시켜야 한다.

근육이 풀릴수록 환자의 환한 미소를 다시 보게 될 것이다.

모든 생명체는 굳으면
병이 들고 죽는다

인간의 몸도 마찬가지다.
환자들의 공통점은 온몸이 굳어 있다는 것이다.

굳어 있는 근육 자체가 통증을 유발하기도 하고,
힘줄에 염증이 생기기도 하고,
체형을 변화시키고,
시간이 지날수록 관절에 비정상적인
압박력을 제공하는 힘으로 작용한다.
그 결과 관절에 이런저런 문제를 유발한다.
그 결과가 엑스레이나 MRI에 보이는 것뿐이다.

따라서 방사선상에 보이는 관절 내부의 변화를 통해
어떤 근육이 경직되어 있는지 예측이 가능해야 한다.

하지만, 현대의학은 어떠한가?
방사선상에 보이는 결과물을 어찌해 보려고

시도하지 않느냐 말이다.

염증이 생겼으면 주사로 빼거나 항생제를 투입하고,
관절이 찢어졌으면 관절내시경을 통해
이물질을 제거하거나 찢어진 연골을 깁고
관절연골이 완전히 닳아 버렸다면 인공관절로 교체를 한다.

비단 이뿐인가?
힘줄에 석회가 생겼다고 절개를 해서 제거하려고 하고,
힘줄이 찢어졌다고 깁는 수술을 하지 않는가 말이다.

디스크가 탈출되었다면 탈출된 디스크를 잘라 내는 수술을 하고,
심하면 인공디스크로 대체하는 수술을 하지 않는가 말이다.

척추관이 협착되었다면 또 어떻게 하는가?
척추 3개를 고정하는 척추유합술을 시도하지 않는가 말이다.

그래, 좋다.
100번 양보해서 수술할 수 있다 칩시다.
문제는 재발한다는 것입니다.

재발하지 않는다는 확신이 있으신가요?
재발하면 치료비를 반환할 의지가 있으신가요?

의사의 머릿속에 수술 외에 다른 생각이 들어 있지 않으니
지금 수술할지, 나중에 수술할지,
수술 타이밍만 잡고 있는 것이 현대의학이 아니던가요?

애초에 굳어 있던 근육이 관절을 압박하지 않도록 풀었다면
힘줄이 찢어지게 전에 근육을 풀었다면
디스크가 탈출되기 전에 근육을 풀었다면
석회가 생기기 전에 근육을 풀었다면
척추관이 협착이 되기 전에 근육을 풀었다면
염증이 생기기 전에 근육을 풀었다면….

그랬다면 환자는 수술하지 않아도 되었을 텐데
전 늘 이것이 아쉽습니다.

이제, 의사들이 답변하셔야 할 시간입니다.

선수 부상의 이유

박찬호의 허리 부상
김연아의 허리 부상
류현진의 어깨 부상
김동성의 무릎 부상
이승엽의 허리 부상
타이거우즈의 무릎과 허리 부상

이들 대형 선수들의 공통점은?

몸이 굳어 있는 상태에서 운동을 했기 때문이다.
이거 말고 다른 이유가 없다.

균이 침투했거나, 외력을 받지 않았다면
근육이 굳어 있는 상태에서 움직였기 때문이다.

이대로는 못 삽니다

몸이 단단히 굳어 있는 환자들을 보면
쓰러질 것 같은 걱정이 앞선다.

쓰러져서 죽어 버리면 그나마 괜찮지만,
죽지 않고 살아 버리면 골 때리는 상황이 벌어진다.

중환자실이나 요양원에 누워 있으면
있는 재산 병원에 다 갖다 줘야 한다.
전 재산을 병원에 주더라도
정상적으로 살아날 수 있으면 좋겠지만,
숨쉬고, 누워 있는 것만으로 전 재산을 갖다 바쳐야 한다.

이 현실을 아는가 모르는가?

빠르고 늦고의 차이일 뿐,
언젠가는 병이 생긴다.

굳어 있는 몸을 풀어야 한다.

혼자서 못 풀면 전문가의 도움을 받아야 한다.

그래야 산다.

일단 근육을 풉시다

근육이 다 풀렸음에도 불구하고 통증이 사라지지 않는다면
그때 다른 원인을 찾아봅시다.

혹시 조상 무덤에 문제가 있는지,
아니면 집에 수맥이 흐르는지,
아니면 남편과 궁합이 안 맞는지
.
.
.

그것이 원인이니 그 원인을 제거하면 될 테니까요.
혹시 최근에 종교를 바꾼 적은 없나요?

환자에게 농담 삼아 자주 하는 말이다.
결국, 근육이 다 풀리면 모든 통증은 해결될 일이다.

질병이 기생하기 딱 좋은
몸을 가지셨습니다

환자에게는 슬픈 사실일 수도 있고,
무섭게 들릴 수도 있는 이 말의 실체가 무엇인지 아세요?

바로, 근육이 돌덩이처럼 딱딱하게
굳어 있다는 공통점이 있습니다.

몸에 병이 든다는 것.
모든 인간은 병으로부터 자유로울 수 없다.
생.
로.
병.
사.

뻐근한 몸이 풀리지 않고,
십수 년 혹은 수십 년 지속된다면
'내 몸에 큰 병이 생기겠구나.'라고 생각하십시오.

환자에게 자주 하는 말이다.

병이 생기는 몸은 정해져 있다.

몸이 돌덩이처럼 굳어 있는 사람들이다.

나이가 들어도 근육이 굳지 않으면 병이 생기지 않는다.

막연히 두려워하지 않아도 된다.

쓸데없이 질병 보험에 가입하지 않아도 된다.

죽을 때까지 내 몸이 굳지 않게 관리만 할 수 있다면

자연사하는 10%의 행운을 누리게 될 것입니다.

환자가 아프다는 건

왜 아플까?

많은 고민을 했다.

균이 들어왔거나 혹은 외력을 받지 않았다면

100% 근육의 문제로 봐야 한다.

근육이 약해진 것이라기보다 근육이 굳어 있기 때문이다.

근육이 굳으면 근육 자체에 트리거 포인트가 생긴다.

굳어 있는 근육은 관절 내부에 비정상적인 압박력을 증가시킨다.

이 증가된 압박력은 관절을 손상시킨다.

손상된 자극은 뇌로 전달되어 뇌가 통증을 감지하는 것이다.

반대로, 굳어 있는 근육을 풀어 갈수록

관절 내부의 압력은 정상으로 복귀한다.

그 결과 관절 주변에 있는 통증수용기를 자극하지 않기 때문에

통증 사인이 뇌로 전달되지 않고, 뇌는 통증을 느끼지 않는 것이다.

내 몸이 아픈 원인은
근육이 굳어 있기 때문이다.

환자를 아프게 하지 마라

1. 환자를 아프게 하지 마라
2. 모르면 하지 마라.

이 두 가지는 물리치료사에게 요구되는 불문율이다.

하지만 아직도 도수치료를 한다면서
환자에게 곡소리를 내는 치료를 하고 있다.

대한민국 물리치료실에서 벌어지고 있는 현실이다.

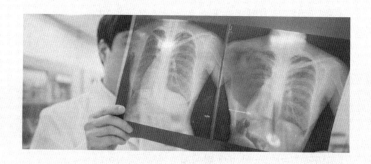

2 PART

대한민국 물리치료사 이문환입니다

Medical show

오늘 오랜만에 일찍 퇴근해서 집밥을 먹었다.

TV를 켰다.

KNN 경남방송에서 〈닥터스〉라는 프로그램을 방송 중이었다.

근데, 정말 의사의 말이 사실이라면,

난 물리치료사라는 직업을 그만둘 것이다.

더 이상 의사의 paramedicine으로

살고 싶지 않기 때문이다.

다시 한 번 묻는다.

의사들은 척추질환을 수술로 해결 가능하다고 진실로 믿는 것인가?

의사들은 진정으로 충돌증후군과 회전근개파열 그리고 오십견을

수술로 해결할 수 있다고 믿는 것인가?

이게 사실이라면 난 내일 당장 물리치료사 면허증을 불사르겠다.

"도수치료를 뛰어넘을 수 있는 치료는 없다."

이것은 내가 항상 입버릇처럼 달고 다니는 말이다.
책에서도 강조를 했고, 강의를 통해서도,
언론을 통해서도 강조하고 있는 말이다.

하지만, 난 오늘 KNN 방송을 보면서
진짜로 의사들의 머릿속이 궁금해졌다.
실제로 사실이라고 믿고 있는 것인지,
아니면 잘 알지도 못하는 막연한 지식을
진실이라고 오해하고 있는 것인지.

Medical Show

TV에 나온 의사들처럼
수술로 디스크를 치료하고,
수술로 협착증을 치료하고,
수술로 충돌증후군을 치료하고,
수술로 굳어 버린 어깨(오십견)를
정상화시킬 수 있는지 묻고 싶다.

TV에 나온 오십견 여성 환자분의 어깨가
수술 후 180도 외전이 가능한 게 진짜인지.
그것이 진짜라면 난 내일 당장 물리치료사를 그만둘 것이다.

최소 3개월 이상을 온몸 바쳐 도수치료를 해도
180도 외전이 될까 말까 하는 것이 내가 경험한 오십견인데,
수술로 하루 이틀 만에 정말 도깨비방망이가 춤을 추듯
간단히 180도 외전이 가능하면
나는 정말 미친 짓을 하고 있는 것일 뿐,
그 이상도 그 이하도 아닐 것이다.
나라도 오십견이 생기면 수술받겠다.

만약 Medical Show라면?

어느 정도껏 해야지,
도를 넘으면 의사와 방송사는 사기죄로 구속되어야 할 것이다.
대한민국 국민들은 사실로 받아들일 테니 당연히 사기죄다.

혹시 나에게 오류가 있는 건 아닌지 고민해 보지만,
현재까지는 약, 주사, 침 그리고 수술은

도수치료를 뛰어넘을 수 없다는 확신을 갖고 있다.

당신들의 말이 맞다면 내가 물리치료사를 포기하겠다.

만약, 내 말이 맞다면 의사들은

당장 환자에게 칼을 대는 수술을 멈추기를 바란다.

어떤가, 나의 제안이?

Pay와 Salary의 차이점

영어로 Pay는 연봉으로,
Salary는 월급으로 번역할 수 있을 것 같다.
물론 이 둘은 명확하게 구분해서 사용되는 용어는 아니지만,
나는 언젠가부터 이 두 단어의 차이에 대해 고민을 했다.

Pay는 프로들이 받는 급여로 해석할 수 있고,
Salary는 일반 직장인이 받는 급여로 해석이 가능하다.

우리 물리치료사들은 너무도 쉽게
자신의 급여를 Pay라고 하지만,
실제로 프로의 몸값인 Pay를 받는 물리치료사가 얼마나 될까?
대부분은 Salary이며, 샐러리맨 수준인 것이다.

물리치료사를 비하하고자 하는 말이 절대 아니다.
전문가로서 환자 치료에 임하길 바라는
물리치료사 동지로서 하고 싶은 말이다.

Pay를 받는 물리치료사가 많아졌으면 좋겠다.

교정음

"선생님, 척추교정을 하면 클릭음이 나는데, 이게 뭔가요?"

"기포가 터지는 겁니다."

"기포라고요? 기포는 어디에서 생기는 겁니까?"

"…음. 인대요."

"인대라고요? 척추인대 중에서 어느 인대를 말하는 건가요?"

인체에서 나는 소리는 대략 4가지 정도 된다.

1. 클릭음(clicking sound).

정복음이라고 한다.

2. Popping sound.

기포가 터지는 소리다.

3. 탄발음(snapping sound).

힘줄이 뼈 위를 지나면서 통통 튕기는 소리다.

4. 가는 소리(grinding sound).

뼈와 뼈가 마찰을 일으키면서 그럭그럭 갈리는 소리다.

척추를 교정할 때 어느 관절을

정복시키는지에 대한 기본적인 지식도 없이

테크닉만 따라 시늉하듯 하다가는

언젠가는 사고에 직면할지도 모른다.

교정음이 척추의 어느 관절에서 나는 소리인지,

어떻게 힘을 줘야 교정이 되면서 교정음이 생기는지,

관절면내에서의 어떤 움직임을 유도해야

교정이 되는지에 대한 확신이 있는지 궁금하군요.

어쩌면 너무나 쉽고, 너무나 당연한 질문이기에

단 한 번도 물리치료사들의 자존심을

건드리지 않기 위해 던져 본 적 없는 질문이지만,

어느 날, 어쩌면 물리치료사들의 수준이

너무 낮은 것은 아닌지에 대한 생각을 하게 되었고,

어쩌면 척추의 교정음이 어디서 생기는지에 대한

기본적인 이해조차 되어 있지 않은 상황에서

교정을 하고 있는 것은 아닌지라는 의문이 들었습니다.

"제발, 질문 같지도 않은 질문을 하면서

물리치료사들 욕보이지 마시라"는 항의성 댓글을 보고 싶다.

'그래, 맞아. 물리치료사들인데, 내가 너무 무시했어.'

라는 생각에 정신이 번쩍 들면서

건방지게 행동했던 나 스스로를 되돌아보고,

조금 더 겸손해지는 계기가 되기를 바랍니다.

구조적인 문제를
어떻게 해결하나요?

한 10년쯤 물리치료사 보수교육에서 받은 질문이다.
"구조적으로 문제가 생긴 관절을 도수치료로 해결할 수 있습니까?"

이 질문에 대해
"물리치료사가 구조적인 문제를 해결하지 못하면
선생님은 대체 어떤 환자들을 치료하고 있는 건가요?"
라고 되물었던 기억이 있다.

디스크탈출, 척추관협착증, 반월판손상,
퇴행성관절염, 석회성건염, 오십견
이 모든 질환이 구조적인 문제를 유발한 질환들이다.

대체 구조적인 질환을 치료하지 않는다면
물리치료사들은 대체 어떤 질환을 치료하고 있단 말인가?

발상을 전환해야 한다.
모든 질환은 근육이 만들어 낸 결과다.

근거 Evidence가 뭔가요?

더러 물리치료사들이 묻는다.

"에비던스가 뭔가요?"

이건 임상가에게 요구할 게 못 된다.

자다가 봉창 두들기는 소리다.

'근거는 논문이 있느냐?'라는 질문이다.

논문이 특정 치료에 대해 특권을 부여하지 못한다.

논문이라는 것은 여러 주장 중 하나일 뿐이다.

Sankett이 주장한 논문은 4가지다.

사례연구, 실험대조군연구, 무작위추출 논문, 고찰.

기초학문이 아니라, 임상학문인 물리치료학이라는 것은

이론이 뒤따라오는 경우가 많다.

법이 선행되기도 하지만, 대부분은 뒤따라 만들어지는 것과 같다.

법이야 만들어지면 그 규제 안에서 인간의 행동이 제약되지만,

임상학문은 이론이 만들어진다 해도

그 행위가 제약되는 것이 아니라,

오히려 그 의료 행위에 대해 날개를 다는 격이다.

현재, 물리치료는 근거가 없는 치료가 많다.

대표적인 것이 신경계치료기법이다.

효과가 없다고 밝혀졌음에도 불구하고,

그 치료 행위를 계속하고 있다.

반대로, 임상경험에 의해 새로운

치료 기법이나 도구들은 계속 개발되고 있다.

이론적인 체계가 전혀 없다.

이론은 뒤따라 만들어진다.

대한민국 물리치료사들이여!

새로운 치료 기법을 만들어 내라.

두려워하지 말고 나아가라.

이론은 이론가들이 만든다.

꼰대 물리치료사

직원이 바뀔 때마다 나를 마치
죄인인 양 바라보는 시선들이 무섭다.
직원이 사직하는 1순위는 다름 아닌
직원 간의 문제 때문이다.

여기서도 꼰대 짓이 문제가 된다.
선의의 마음으로 가르쳐 주고자 하는 선임자와
꼰대 짓으로 간섭하려 든다고 여기는
직원 간의 불협화음이 이직의 1순위다.

나이 여부를 떠나
직책 고하를 떠나
선후임자를 떠나
묻지 않는 말에 답하지 마라.

꼰대 물리치료사가 되지 않는 법

1. 지시/강요하지 말기
2. 묻는 말에만 경험을 말하기

물리치료실 공장

띠띠띠띠 전자파치료기 소리

까르륵 까르륵 저주파 TENS 소리

우~웅 우~웅 중주파 ICT 소리

딱딱딱딱 체외충격파 소리

퍽퍽퍽퍽 교정테이블 소리

오늘도 물리치료실 공장은 잘 돌아간다.

물만 먹어도 살이 찐다고요?

불가능하다.

살이라고 하는 것은 지방을 말한다.

인간의 3대 영양소는 탄수화물, 지방, 단백질이다.

지방의 3대 역할은 다음과 같다.

체온 유지, 피부 윤택 그리고 에너지다.

당은 무산소에너지이고, 지방은 유산소에너지다.

운동을 시작하면 무산소에너지인 당이 연료로 사용되고,

유산소 운동으로 전개되면 지방이 연료로 사용된다.

하이브리드 자동차와 같은 원리다.

살을 빼려면 지방을 연소시켜야 한다.

무산소운동이 아니라, 유산소운동을 하면 된다.

살이 찌는 이유는 무엇일까?

입으로 들어온 영양소는 에너지가 된다.

사용하고 남은 에너지는

다음에 사용할 목적으로 여기저기에 지장을 한다.

겨드랑이, 가슴, 배, 엉덩이가 대표적이다.

살을 빼려면 먹는 에너지양을 줄이고,

유산소운동량을 늘려야 한다.

물은 에너지가 되지 못한다.

물이 지방이 아닌 다음에야

물만 먹는데 살이 찔 수는 없는 노릇이다.

답은 정해져 있다.

움직여야 한다.

먹는 에너지보다 사용하는 에너지가 많으면 살이 빠진다.

뇌에서 사용하는 에너지양은 엄청나다.

운동이 싫다면, 뇌의 사용량을 늘려 보면 어떨까?

보존적인 치료

Conservative treatment

의사의 처치 행위
주사나 약 처방 그리고 수술을 제외한
물리치료를 포함한 모든 치료를 뭉뚱그러서
'보존적인 치료'라 한다.

이 용어를 제일 먼저 사용한 사람이 누구인지 모르겠지만,
왜 의사가 하는 의료 행위를 뺀 나머지 모든 치료 행위를
Conservative라 명했는지 모르겠다.

오늘 이전까지는 나도 무의식적으로 사용한 용어이지만,
임상 20년이 넘은 물리치료사인 나는 절대 동의할 수 없다.

그 이유는 도수치료를 뛰어넘을 수 있는 치료는 없기 때문이다.
의료의 Main Stream(주류)은 Manual Therapy(도수치료)다.

사기 치지 말자

어느 날 저녁 술자리에서 대학원 제자가 하는 말 중에

"교수님, 도수치료로 아토피 치료가 됩니까?"

"사기 치지 마라 그래라."

물리치료사는 환자에게 돈을 받고 의료 행위를 하는 전문가다.

환자가 돈을 주면, 그 대가로 치료 행위를 제공하는 것이다.

치료를 한 대가로 환자가 돈을 내는 것인가?

암튼 돈을 내지 않으면 치료를 하지 않는다.

돈을 받고 치료를 하고 있으니,

이 말의 의미는 '치료가 되니 돈을 내고 치료를 받으시라'는

암묵적인 합의가 있는 말이다.

자동차가 고장 나서 새 부속으로 교체했는데도 불구하고,

문제가 사라지지 않으면 소비자는

새 부속을 무료로 교체받을 권리가 있다.

하지만, 의료만 유독 그렇지 않다.

수술이 잘못되어도 환불해 주거나, 다시 수술해 주지 않는다.

왜 그런지 아무리 생각해도 아직까지 이해가 안 된다.

나 역시 스스로에게 묻는다.

돈을 받고 환자를 치료한다는 것은

환자의 통증이 사라진다는 암묵적인 합의가 있기 때문에

환자는 돈을 내고 몸을 맡기는 것이며,

물리치료사는 의료 행위를 하는 것이다.

만약, 이 둘의 암묵적인 합의가 성사되지 않으면?

쉽게 말해서 통증이 사라지지 않으면 어떻게 해야 하지?

물론, 통증이라는 것은 각자가 느끼는 주관적인 것이라,

환자 스스로 몸이 나아지고 있거나

혹은 통증이 완전히 사라졌다 해도

환자가 계속 아프다고 할 경우,

뒤집을 수 있는 마땅한 방법이 없다.

그렇다 하더라도

양심은 속이지 말아야 할 것이다.

사기 치지 맙시다.

치료가 된다는 명확한 확신이 없는 한

환자 몸에 함부로 손을 대서는 안 됩니다.

더욱이 환자 몸에 칼을 대서는 안 됩니다.

수술은 되돌릴 수 없기 때문입니다.

의사와 물리치료사가
길을 가다가 환자를 만나면?

의사는 처방을 내리고,
치료는 물리치료사가 한다.

환자를 치료하는 사람은
의사가 아니라,
물리치료사다.

집에서 할 수 있는
운동이 뭔가요?

"집에서 할 수 있는 운동이 뭔가요?"
"앉아 있는 시간을 줄이고, 움직이는 시간을 늘리세요."
위 질문에 내가 항상 하는 말이다.

환자들은 내가 집에서 할 수 있는
무슨 비방이라도 알고 있는 줄 안다.
나 역시 어느 날 하늘에서 내려온 사람이 아니고,
대한민국 물리치료학과의 정규 과정을 졸업한
물리치료사일 뿐이다.

다만, 다른 물리치료사들과는
질환을 바라보는 관점이 다를 뿐이다.

답은 하나다.
앉아 있는 시간을 줄이고, 움직이는 시간을 늘려야 한다.
모든 질환은 근육이 굳어서 생기고,

근육이 굳는 이유는 많이 앉아 있기 때문이다.

근육이 뭉치지 않게 하려면 앉아 있는 시간을 줄여야 한다.

바른 자세?

그런 거 없다.

살이 찌는 이유는 먹는 에너지보다

소비되는 에너지의 양이 적기 때문이다.

살을 빼려면 먹는 양을 줄이거나 운동량을 늘리면 된다.

간단하다.

엄연한 진실을 애써 들으려 하지 않는다.

약을 먹거나 지방흡입술을 시도한다.

안 된다.

근육이 굳는 이유는 많이 앉아 있기 때문이다.

앉아 있는 시간을 줄이고, 움직이는 양을 늘리면 된다.

이외에 다른 답은 없다.

3 PART

기능성 제품의 진실

기능성 베개

목이 아픈 사람이 기능성 베개를 베고 자면
목뼈가 정상이 될까요?

일자목이 된 것은 뭔가 불편하기 때문에
환자 스스로 보상 작용에 의해 만들어진 자연스런 모습입니다.
일자목이 될 정도로 목근육이 강하게 당기고 있는 환자의 목을
쐐기와 같은 인위적인 기능성 베개를
목 아래에 넣어 두면 목뼈가 C자로 돌아갈까요?

목뼈가 쇳덩어리라면 가능하겠지만, 절대 불가능합니다.
기능성 베개를 하면 경추가 제 모습을 찾는 것이 아니라,
목근육이 풀리면 기능성 베개를 베고 잘 자는 것입니다.

고침단명(高枕短命).
베개 높이는 높을수록 문제가 될 뿐.
그 어떤 베개라도 상관이 없습니다.

일자목이 심한 환자는

오히려 베개를 빼고 주무시는 것이 더 편합니다.

거북목교정기

거북목교정기를 착용하면 가슴이 쭉 펴진단다.

그 광고에 속아서 사는 사람들이 있다.

보는 나는 답답하지만, 사람들은 잘도 속는다.

상체를 뒤로 당기는 벨트를 착용해서

거북목을 해결할 수 있다면

병원 다 망하겠다.

인체를 쇳덩이로 보는 전형적인 예입니다.

기능성 속옷

몸매를 좋게 하고, 허리도 낮게 하고,
체형도 바로잡아 준다는 기능성 속옷.
이 옷 하나 있으면 얼마나 좋을까요?

인간의 몸은 근육이 움직이는 것입니다.
근육이 굳어 있다면 그 형태대로 몸매가 만들어지는 것입니다.
체형이 변하는 것은 근육이 당기는 방향으로
척추가 이동한 결과입니다.

굳어 있는 근육을 풀지 않고,
외부 장치를 통해 체형을 교정하겠다는 발상은 버려야 합니다.
불가능하며, 오히려 몸을 망치게 됩니다.

몸을 꽉 조이는 하네스(harness)인 기능성 속옷
인간의 몸을 꽉 조이면 근육이 작동하기가 매우 힘들어집니다.
근육은 사용하지 않으면 무용성위축이 되어

축 늘어지고 힘이 떨어집니다.

기능성 속옷을 착용하는 시간이 늘어날수록
조이는 힘은 계속 강해져야 합니다.
그 이유는 근육의 힘이 계속 떨어지기 때문입니다.

어쩌면 종국에는 기능성 속옷을 입지 않고는
단 한 발짝도 움직이지 못하는
연체동물처럼 변할지도 모릅니다.

지금 당장 기능성 속옷을 벗어야 하는 이유입니다.

커블체어

커블체어가 허리에 그렇게도 좋나요?
골반을 전방경사시켜서 요추를 과전만시키고,
척추기립근에 힘을 줘서 허리를 쭉 펴고 앉으면
골반이 교정되고 아프던 허리가 낫고,
오랫동안 앉아 있을 수 있나요?

인체의 체형을 잡아 주는 것은 근육이 하는 것입니다.
척추라는 뼈는 근육이 당기는 쪽으로
끌려 나가는 것일 뿐입니다.

이 단순한 원리를 모르니
계속 척추라는 구조물에서 문제를 해결하려고 한다.

허리를 바로잡아 주는 커블체어가 그렇게 좋다면
개인맞춤형 보조기를 만드는 게 어떠실는지요?
아예, 개인 맞춤형 교정용 틀을 만들어서

관에 넣어 버리는 건 어떨까요?

8시간 취침 후 아침에 일어나면
척추뼈가 정상적인 모양을 만들까요?
오히려, 시체가 되어 버릴지도 모릅니다.

자세를 잡고, 인체가 움직여지는 것은
모두 근육이 하는 일입니다.
근육이 하는 일을 보조기나 외부 장치를 통해
해결하겠다는 발상은 제발 하지 마세요.

우리 몸을 자연스럽게 좀 내버려 두세요.

4 PART

치료 혁명의 꿈, 광선

이 세상에 없는 광선

AI시대 물리치료 혁명을 꿈꾼다.
한 방에 올킬시킬 수 있는 치료 기구
바로 광선을 이용한 치료 기구다.

광선은 반사, 투과, 굴절 그리고 회절이라는 특성이 있다.

내가 찾고 있는 광선이 있다.
피부와 지방층을 투과한 다음
근육층에만 특수하게 흡수되는 파장대의 복사에너지

MRI와 같은 큰 통에 환자를 넣고 버튼을 작동시키면
환자는 덥거나 뜨거운 느낌 없이
편안하게 누워만 있으면 된다.
피부에 흡수되는 에너지가 없기 때문에
환자는 덥거나 뜨겁다는 느낌이 없다.

다만, 인체는 항온동물이라,

근육층에서 발생하는 열에 의해 땀이 줄줄 흐를 것이다.

치료가 끝나면 환자는 온몸이 개운함을 느낄 것이며,

근육이 풀리는 만큼 온몸의 통증도 동시에 사라질 것이다.

난 혁명을 꿈꾼다.

바로 치료 혁명이다.

근육에만 특수하게 흡수되는
에너지는 없나요?

모든 질환은 근육이 굳어서 생긴다.
치료의 성패는 굳어 있는 근육을
풀어 낼 수 있느냐 없느냐의 싸움이다.
치료의 효과는 굳어 있는 근육을
얼마나 빨리 풀어내느냐의 싸움이다.

현재 시판되고 있는 치료 장비 중에는
손을 따라올 수 있는 장비가 없다.
손으로 치료를 하는 나는 하루하루가 힘들다.
그래서 생각해 낸 것이 바로 광선이다.

현재까지 시판되고 있는 광선치료기 중에는
피부에서 다량 흡수되고
근육까지 직접 침투할 수 있는 광선이 없다.

피부와 피하지방층을 뚫고

에너지 소실 없이 근육까지 전달되는 에너지.

그 에너지가 발명된다면

도수치료는 획기적인 변화를 맞이하게 될 것이다.

어쩌면 도수치료는 All Clear 될지도 모른다.

더 이상 도수치료사라는 직업이 없어질지도 모릅니다.

다만, AI를 조종하는 물리치료사만 존재할는지도.

물리치료사와 21세기 AI시대

21세기 AI시대.

AI개발자, AI 그리고 AI의 지배를 받는

다수의 인간이 존재하는 세상

그 속에서 살아남는 직업 중에 하나가 물리치료사란다.

물리치료사들은 손으로 치료하는 사람이라 살아남는다고요?

그렇지 않아요.

20세기 생각이 만든 결과일 뿐

AI시대는 직업을 제로로 만든다고 해요.

발상을 전환하면 All Clear!

바로 광선입니다.

치료 혁명

나는 오직 손으로만 환자를 치료하는 물리치료사다.

치료 타깃은 오직 근육이다.

굳어 있는 근육에 의해 통증은 시작되며,

관절을 중심에 두고 서로 반대 방향으로 작용하는 근육이 굳을수록

관절면을 압박하는 힘으로 작용하며,

이 상태에서 계속 움직일 때 관절 내부가 손상된다.

근육이 굳을수록 뼈에 붙어 있는 힘줄에 염증이 생긴다.

척추관절이라면 척추뼈 사이에 있는

23개의 추간판에 압력을 가하고,

증가된 압력은 압력균형을 맞추기 위해

밖으로 나올 때 추간판을 탈출시킨다.

근육이 굳으면 근육 속에 있는 혈관을 누르기 때문에

수많은 혈관질환이 생긴다.

대표적인 것이 두통, 고혈압,

손과 발이 시린 혈액순환 질환이다.

이것이 '근사슬이완술'의 개념이다.

굳어 있는 근육을 손으로 풀기에는
체력적으로 힘이 많이 들고,
동시에 여러 명을 치료할 수 없고,
하루에 많은 환자를 치료할 수 없다는 한계가 있다.

해결책은 단 하나다.
손보다 더 빠르고 효과적으로
근육을 풀어내는 장치가 있으면 된다.
현재까지 개발 혹은 시판되고 있는
의료 장비로는 불가능하다.

해결책은 광선에서 찾아야 한다.
피부 위에 조사된 열원이 피부와 지방을 뚫고 들어가서
근육에만 특수하게 흡수되는 파장대의 에너지를 찾아야 한다.

현재까지는 없다.

언젠가 개발될 그 에너지를 난 기다리고 있다.

그 열원이 개발이 되는 순간,

물리치료계뿐만 아니라, 의료계는 혁명이 일어날 것이다.

오늘도 난

치료 혁명을 꿈꾼다.

Grottus–Draffer's Law

우리 눈에 보이는 색깔은 표면에 '반사'된 빛이
망막에 들어오기 때문이라는데,
그로투스-드레퍼의 법칙과 충돌됩니다.

그로투스-드레퍼의 주장에 의하면
흡수된 파장대의 광선만이 광화학적 효과를 낸다고 합니다.
가령, 빨갛게 보이는 어떤 물체가 있다고 가정해 보시죠.

이 말의 의미는 가시광선 중에서
빨간색 파장대가 표면에 흡수된 결과
뇌가 빨간색으로 인식한다는 것이
그로투스-드레퍼의 법칙인 반면에,

현재까지 알려진 것은 가시광선이라고 하는 빛이
표면에 닿으면 빨간색이 반사되어
수정체를 지나 망막에 맺히면

눈에 있는 시신경이 색깔을 인식한다고 해요.

(뇌가 인식한다는 말은 없네요)

이 두 주장은 큰 차이가 있는 것입니다.

대체 어떤 게 맞는 건가요?

가설1. 반사가 맞다.

가시광선이 물체에 부딪히면 반사되어

돌아오는 빛이 망막에 상이 맺히고,

시신경을 통해 뇌로 전달되어 색깔로 인식하는 것이다.

각 물체마다 가시광선을 반사시키는 성질이 다르다.

여기까지는 이해가 된다.

초음파나 적외선 혹은 자외선을 쏴서

돌아오는 시간을 측정하여 거리를 측정하는 기술은

이미 상용화되어 있으니깐.

하지만 이해되지 않은 것이 있다.

빛의 성질

1. 반사

2. 투과

3. 굴절

4. 흡수라는 4가지 기본성질을 갖는다.

'가설 1'이 맞으려면 가시광선은 투과하는 에너지는 없고
전량 반사되는 광선이어야만 이 가설이 성립한다.
실제로 그런가?

모든 빛은 위의 5가지 성질을 갖는 것이
현재까지 알려진 광과학이다.

결국, 빛의 이중성
즉, 빛은 입자(뉴턴의 주장)이면서
알갱이(호이겐스의 주장)인 것처럼
색깔이 눈에 보이는 것은 '반사'와 '흡수'
두 가지 현상이라는 '가시광선의 이중성'으로
두리뭉실 넘어가지는 않겠지요?

온열수용기 Ruffini 소체는
근육에는 없나요?

온열수용기는 피부에 다량 존재하는 것으로 알려져 있다.

가령, 따뜻한 햇살이나 열에 노출되었을 때

'아~ 따뜻해.'라는 말속에 담긴 의미는 무엇일까?

구체적으로 어느 조직이 따뜻하다는 의미일까?

'아~ 지방이 따뜻해.'

'아~ 혈관이 따뜻해.'

'아~ 근육이 따뜻해.'

'아~ 뼈가 따뜻해.'

'아~ 인대가 따뜻해.'

'아~ 연골이 따뜻해.'

'아~ 신경이 따뜻해.'

'아~ 따뜻해.'라는 말속에는 피부가 따뜻하다는 의미이다.

이 말이 사실인지 아닌지 어떻게 확인할 수 있을까?

현재까지 알려진 과학적인 근거를 기본으로

유추해 보면 다음과 같다.

즉, 인간이 따뜻하다고 느끼는 것은

온열수용기가 있는 조직이어야 한다.

흡수된 파장대의 에너지만이 광화학적인 효과를 낸다고 하는

그로투스 드레퍼의 법칙에 의거해서

온열이 인체에 조사되면 열을 감지하는 수용기인

루피니소체가 있는 조직에만

열에너지가 흡수되는 것이다.

온열수용기인 루피니소체는

피부에만 존재하는 것으로 알려져 있다.

따라서 열이 인체에 조사되면 대부분의 열은

피부에 흡수된다는 것을 예측할 수 있다.

내가 찾는 열은 피부와 피하지방층을 투과한 다음

근육에만 흡수되는 파장대의 에너지다.

이 열원이 개발되면 인간은 따뜻하거나 혹은 뜨거운 느낌 없이

심층부에 있는 근육만 선택적으로 이완시킬 수 있을 것이다.

손을 대체할 수 있는 단 하나의 치료 도구,

바로 열이다.

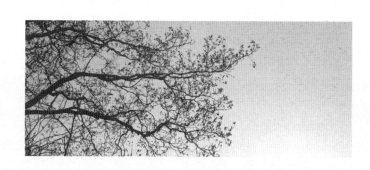

5 PART

이론의 허상을 허물다

관문조절설

조직이 손상되면 1차 반응으로 통증이 생긴다.

통증이 있는 부위에 촉각자극을 주면

뇌는 통증이 아니라, 촉각을 인식하면서 통증이 제어된다.

이것이 1차원적인 통증조절이론이며,

관문조절설(gate control theory)이다.

조직이 손상되어 통증이 있는 부위에

줄 수 있는 촉각자극은 수없이 많다.

가령, 길을 가다가 팔이 어딘가에 부딪혔다고 가정해 보자.

어떻게 하는가?

반대 측 손으로 부딪힌 부위를 움켜쥔다.

누구한테 배워서 아는 게 아니라, 본능적으로 알고 있다.

어쩌면 뇌가 손으로 잡으라고 명령을 내린 것일지도 모른다.

손상 조직에 촉각자극을 주면

뇌는 통증이 아니라, 촉각자극을 인식한다.

순간적으로 통증이 사라지거나 혹은 다소간 줄어든다.

그 이유는 신경의 전도 속도와 관련이 있다.
통증을 전달하는 감각신경보다
촉각을 전달하는 감각신경의 전도 속도가 더 빠르기 때문에
통증이 있는 조직에 감각자극을 주면
감각신경이 통증의 관문 역할을 하는 척수후근에
먼저 연접이 되고, 관문을 닫는 역할을 한다.
그 뒤 뒤따라 들어오는 통각신경은
척수후근에 도달하지 못하기 때문에
통증신호는 뇌로 전달되지 않게 되는 것이다.

사실인지 아닌지는 모르지만,
현재까지 알려진 이론상으로는 그렇다.
이 이론이 사실이라는 근거하에
촉각자극을 제공할 수 있는 게 뭐가 있을까?

인간의 손, 전기 자극, 테이프, 파스, 붕대…
그 어떤 것이라도 좋다.
아픈 부위에 뭔가를 갖다 대는 것만으로도 통증은 잦아든다.

한번 시도해 볼 만하지 않은가?

신경가소성

뇌와 척수라고 하는 중추신경계가 손상되면
6개월 이내에 자연재생이 일어나는 것으로 알려져 있다.
뇌의 자연현상을 신경가소성(neural plasticity)이라고 하며,
이런 신경가소성을 통해 뇌지도가 다시 그려진다고
뇌신경과학자들에 의해 증명이 되었다.

손상 후 6개월 이내에 자연 발생적으로 생기는
신경가소성이 생기는 기간에 환자를 그대로 두는 것과
물리치료사들이 정상운동패턴을 학습시키는 것 중에
어느 것이 더 좋은지에 관한 연구는 없거나 아주 제한적이다.
그 이유는 손상 후 6개월 동안은 중환자실이나 혹은
중환자실이 있는 3차 의료기관에 입원해 있기 때문이다.

재활을 위해 퇴원을 하는 모든 환자는
6개월을 초과한 환자들이다.
이 환자들은 이미 뇌의 자연재생,

즉 신경가소성이 멈춘 환자들이라는 점이다.

신경가소성이 멈춘 환자에게 정상발달 운동을 시키면
환자의 기능이 회복될 것이라는 자기 최면에 걸린 채
혹은 단 한 번도 의심을 해 보지 않은 채
습관적으로 환자를 치료하고 있는 것이
현재 대한민국 재활병원에서 일어나고 있는 사실이다.

이건 사기다.

근재교육

뇌야, 들어라.

근육은 이렇게 수축하는 것이란다.

근육이 정상 수축을 하도록 치료사가

환자에게 교육시키는 방법이 근재교육이다.

얼핏 가능한 것 같기도 하지만,

근육이 굳어 있는 상태에서는

굳어 있는 방향으로 근육이 움직인다.

좀 더 쉽게 말하면 근육이 움직인다는 것은 수의적인 수축인데,

수의적인 수축은 뇌의 명령에 의해 근육이 수축하는 것을 말한다.

뇌가 운동신경을 내려보낼 때 반드시 선행되는 것이

감각신경이 먼저 올라온다는 것이다.

가령, 팔을 움직여야 할 어떤 자극이

감각신경을 따라 뇌에 전달되면

뇌는 그에 맞춰서 해당 근육으로 신경신호를 내려보낸다.

이것을 운동단위동원(recruitment of motor unit)이라고 한다.

따라서 굳어 있는 근육에서 올라오는 비정상적인 자극에 대해
뇌는 그 자극이 옳은 자극인지 잘못된 자극인지
스스로 판단하지 않는다.
다만, 올라오는 자극에 맞춰서 운동신경을 내려보낼 뿐이다.

그렇다면 여기서 생각해 봐야 할 것은 무엇일까?

정상적인 감각신경이 올라갈 수 있도록
굳어 있는 근육을 풀어야 하며,
운동신경이 내려왔을 때
뇌의 명령을 정상적으로 수행할 수 있도록
근육이 건강한 상태여야 한다는 가설을 세울 수 있다.
뇌에서 명령을 내리더라도 근육이 굳어 있다면
근육은 뇌의 명령대로 움직이는 것이 아니라,
굳어 있는 방향으로 인체를 움직이게 된다는 사실이다.

어떠한가?
근육을 풀어 주는 것과

근육을 교육시키는 것

둘 중에 어느 것이 더 합당하다고 생각하는가?

이 질문을 대한민국 물리치료사들에게 던진다.

자세교육

뇌야, 들어라.

자세는 이렇게 잡는 것이란다.

양쪽 발끝은 외측 5도를 향하고

다리는 11자로 바로 서고,

골반은 중립 상태를 만들고

배에 힘을 주면서 정상만곡을 유지하고

턱은 상방 15도를 향하고

양쪽 어깨는 힘을 빼고 툭 떨어뜨려야 한단다.

그렇게 해야만 옆에서 봤을 때

귀, 견봉, 골반, 무릎 앞, 발목 뒤로

흐르는 중력선이 만들어진단다.

이 교육을 환자에게 교육시켰을 때

과연 뇌는 학습을 하고, 스스로 명령을 내리게 될까?

꿈도 야무지다.

뇌는 그렇게 똑똑한 조직이 아니다.

뇌는 말초에서 올라오는 자극에 대해 스스로 판단하지 않는다.

즉, 말초에서 올라오는 자극이 옳은 자극인지,

잘못된 자극인지 스스로 판단하지 않는다.

다만, 말초에서 올라오는 자극에 대해

운동신경을 통해 명령을 내릴 뿐이고,

그 명령을 받은 근육은 뇌에서 내린 명령을

그대로 수행할 뿐이다.

그 결과 뼈가 움직이는 것이며,

그것이 인간의 움직임이 되는 것이다.

인간의 움직임은 근육이 만들어 낸다.

이 말은 진실이다.

만약 근육이 풀리지 않고 굳어 있다고 가정해 보자.

말초에서 뇌로 올라가는 자극은 비정상 자극이 올라갈 것이다.

뇌는 아무런 판단을 하지 않고,

통합과정을 거쳐 운동신경을 해당 근육으로 전달한다.

따라서 정상적인 자극을 뇌로 올려 보내고자 한다면

근육을 풀어야 하고,

근육이 풀린 정상 상태여야만,

뇌에서 내려오는 명령을 잘 수행할 수 있을 것이다.

굳어 있는 근육을 풀지 않은 채,

교육을 시켜서 뇌에 주입하겠다?

인간의 상상 속에서나 가능한 일이지,

절대 현실에서는 일어나지 않는다.

근육학에 대한 기본 지식이 없다는 방증이다.

자세교육할 시간에 굳어 있는 근육을 푸는 것이

환자 치료의 첩경이다.

인체를 움직이는 것은 결국 근육이니깐.

운동학습(motor learning)

뇌야 들어라,

다리는 이렇게 움직이는 거란다.

팔은 이렇게 움직이고, 골반은 이렇게,

그리고 보행은 이렇게 하는 거란다.

말초에 있는 팔과 다리 그리고 골반과 몸통의 정상 움직임을

뇌에 알려 주는 운동 혹은 치료가 운동학습 혹은 근재교육이다.

문제는 뇌신경이 파괴가 된 상태라

말초에서 올라오는 정상자극을 인식하지 못한다는 것이다.

말초에서 올라오는 감각을 뇌가 인식하는

체성감각영역이 파괴된 상태임에도 불구하고

물리치료사들은 이렇게 치료를 하면 뇌가 학습을 할 것이며,

언젠가는 정상보행이 될 것이라는 생각을 하고 있다.

불가능하다.

과학적으로 불가능함에도 불구하고

이런 치료 행위를 계속하고 있는 이유는 무엇일까?

혹시 자기 최면에 걸려 버린 것은 아닐까?

아니면, 단 한 번도 의심을 해 보지 않은 무지 때문은 아닐까?

곰곰이 생각해 보면 쉽게 답을 찾을 수 있는데….

PNF와 Bobath 치료기법은 폐기되어야 한다.

노화이론

인간은 왜 늙을까?

늙는 이유를 모르기 때문이다.

늙는 이유를 안다면 늙지 않게 할 수 있을 것이다.

종말체이론.

인간의 생명주기는 사람마다 다 다르며,

DNA가 복제되어 가는 속도에 따라 수명이 결정된다는 것이

종말체이론이다.

DNA의 말단부위가 복제되는 과정을 늦추는 게 현재의 목표다.

포도, 토마토, 당근과 같이 베타카로틴이 많이 함유된

황색과일이나 채소, 적절한 휴식과 적절한 운동이

몸속 활성산소를 제거하는 데 도움이 된다고 알려져 있다.

말이 그렇다는 것이지, 현재까지는 노화가 왜 생기는지도 모르고,

어떻게 하면 노화를 지연시키는 데 명확하게 좋은지 아무도 모른다.

나는 일부러 몸에 보충제를 넣지 않는다.

술, 담배, 운동, 수면, 일

모두 내 몸이 반응하는 대로 한다.

몸에 뭔가 부족한 게 있으면 입맛으로 당긴다고 한다.

그때 넣어 주면 된다.

세상 좀 편하게 삽시다.

과음, 과식, 특히 과운동은 생명을 단축시킬 수 있으니

과유불급!

몸이 보내는 신호를 잘 듣고, 몸이 반응하는 대로 삽시다.

통증의 컨트롤 타워

통증을 컨트롤하는 타워는 어디일까?

인체가 손상되면 통증을 전달하는 감각신경이

활성화되어 뇌로 통증자극을 전달한다.

통증자극이 뇌에 도달하면 뇌는 통증을 인식하고,

말초로 운동신경을 내려보내어 이런저런 반응을 유발한다.

만약, 인체의 여러 부위에 동시다발적으로

통증이 생기면 뇌는 어떻게 반응할까?

인체에 다발성 통증이 발생하면

모든 통증신호는 1차적으로 척수후근에 도달한다.

이때 통증자극이 가장 강한, 좀 더 정확하게는

통증역치(pain threshold)가 가장 낮은 통증신호만 올려 보내고

그다음 순차적으로 들어오는 통증신경은 척수후근에서 차단이 되어

통증자극이 뇌로 전달이 되지 않는다.

이것이 관문조절이론(gate control theory)이다.

그렇다면 이 통증관문은 어디에 존재할까? 고민해 보았다.

척수는 맞지만, 경수인지 흉수인지 아니면 요수인지?

일단 요수는 아니다.

그 이유는 척수는 요추 1번과 2번 사이에서 끝이 나고,

그다음부터는 신경다발이 흘러 내려온다.

옥수수수염을 상상해도 좋다.

해부학 책에는 말의 꼬리와 닮았다고 해서

마미총(cauda equina)이라고 알려져 있다.

요수가 아니라며, 경수와 흉수 둘 중에 하나다.

나는 흉수라고 생각한다.

그 이유는 등척수에서 빠져나오는

12개의 척추신경은 자율신경계라고 한다.

자율신경계는 교감신경과 부교감신경으로 구분할 수 있으며,

통증이 있는 환자들은 교감신경이 흥분되어 있다.

그리고 임상적으로는 모든 환자는

등이 단단하게 굳어 있는 것을 알 수 있다.

등근육이 풀리는 만큼 인체의 모든 통증이

줄어든다는 것을 경험으로 알고 있다.

등근육이 굳으면 등척수에 비정상적인 자극을 가하는지
과학적인 설명은 어렵다.

나의 임상 경험이다.

하지만, 마냥 허무맹랑한 헛소리는 아니라고 본다.

통증을 조절하는 컨트롤 타워.

등척수.

등척수를 단단하게 감싸고 있는 흉추

그리고 흉추를 압박하는 근육들….

우리가 직접 흉수를 건드릴 수 있는 방법은 없기 때문에

굳어 있는 등근육을 풀고,

흉추를 교정해 나가는 일련의 과정을 통해

통증을 조절하는 흉수의 기능을

정상화시킬 수 있지 않을까 하는 예측을 해 본다.

6 PART

질환별 원인 및 치료법

1부

고관절

이상근증후군

골반이 아프다고 하는 환자들 중에
이상근증후군 환자들이 많다.

이상근은 고관절을 외회전시키는 근육인데,
주로 많이 앉아 있을 때,
특히, 양반다리로 오래 앉아 있을 때 많이 뭉친다.
그리고 엉덩이에 힘이 많이 들어가는
자세나 운동을 할 때 많이 뭉친다.

이상근이 뭉치면 다리로 내려가는 좌골신경을 누르게 된다.
그 결과 디스크와 유사한 하지방사통을 호소하게 된다.

MRI상에 추간판이 정상임에 불구하고
하지방사통이 있을 경우,
엉덩이 뒤쪽 깊은 곳에 있는
이상근이 경직되어 있을 가능성이 있다.

이상근을 스트레칭하는 방법은 여러 가지가 있다.

한쪽 다리를 반대쪽 무릎에 올린 다음

상체를 숙이면 엉덩이 뒤쪽 깊은 곳에서

근육이 늘어나는 느낌이 든다.

이상근이 스트레칭되는 느낌이다.

엉덩이 안쪽에서 당기는 느낌이

들지 않을 때까지 반복하면 된다.

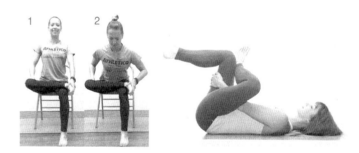

이상근 자가스트레칭법

양반다리가 안 돼요

양반다리가 안 되면
고관절이 굳어서 그렇다고 오해를 하지만,
사실은 장요근이 굳어 있기 때문이다.
이 근육이 풀리지 않으면 요통을 유발한다.

양반다리를 할 때 장요근은 요추를 전만시키게 되는데,
짧아진 장요근이 요추를 과도하게 전만시키는 대신에
짧아진 장요근에 의해 요추를 후만시키면서
오히려 고관절이 들리게 된다.

양발바닥을 포갠 채 양 무릎이
바닥에 닿는 스트레칭을 하면 된다.

장요근은 요통을 유발하는 근육이기 때문에
요통을 갖고 있을 가능성도 있고,
지금이 아니더라도 언젠가는 요통이 생기게 된다.

장요근이 풀리는 만큼 양반다리가 편해질 것이다.

양반다리가 안 된다고 계속 안 하게 되면

굳어 있는 장요근은 계속 굳는다.

장요근을 풀어 나갈수록 양반다리가 편해지고,

더불어 요통도 사라진다.

골반 교정

"뻑, 뻑, 뻑"

조금 요란한 소리가 치료실 내에 들린다.

휴대용 골반교정기를 엎드린 환자의

골반 밑에 두고 골반을 누르니

치료사의 힘을 이기지 못한 골반교정기가

바닥으로 떨어지면서 소리를 내고 있다.

골반을 교정한다는 말을 난 이해할 수 없다.

골반이 교정된다는 말은

천장관절이 정복된다는 소리인데,

천장관절은 유합관절이며, 부동관절로 알려져 있다.

설령, 가동관절이라 치더라도 한 번 교정하면 끝나는 것이지,

천장관절을 몇 번 혹은 수십 번 내리쳐야 교정되는 것일까?

골반이 틀어지면 다리 길이가 달라진다?

얼핏 맞는 말이다.

그렇다면 골반은 왜 틀어지고,

엑스레이상에 높낮이가 다르게 보이는가?

골반을 틀어지게 한 힘이 있을 것인데,

그 원인 인자에 대한 고민은 어디로 가고,

오직 틀어진 골반의 경사에만 관심을 갖게 된 것일까?

디스크를 밀어낸 힘이 아니라,

밀려 나온 디스크에 관심이 있고,

척추관을 협착시킨 힘이 아니라,

협착이 된 척추관에 관심이 있고,

관절연골을 닳게 하는 힘이 아니라,

닳아 버린 관절연골에 관심이 있고,

관절낭을 유착시키는 힘이 아니라,

떡처럼 달라붙어 버린 윤활막에 관심이 있다.

의사와 다른 점이 무엇인가?

의사야 수술이나 주사로 치료할 수 있다고 하지만,

손으로 치료하는 물리치료사는 대체

어떻게 밀려 나온 디스크를 밀어 넣을 것인가!

어떻게 협착이 된 척추관을 확장시킬 것인가!

어떻게 닳아 버린 관절연골을 재생시킬 것인가!

어떻게 떡처럼 굳어 버린 윤활막에 물을 채워 넣을 것이며,

어떻게 찢어진 회전근개를 붙일 것이며,

이미 생긴 석회를 손으로 제거할 수 있단 말인가!

본인이 10년 만에 다시 임상을 시작하면서

제 스스로에게 던졌던 질문입니다.

이 질문에 스스로 답을 찾을 수 있는

대한민국 물리치료사가 되기를 바랍니다.

탄발성고관절

고관절에서 뚝뚝 소리가 나는 경우가 있다.

앞쪽에서 나는 소리는 장요근이 굳어서 나는 소리이며,

옆쪽에서 나는 소리는 대퇴근막장근에서 나는 소리다.

앞쪽은 런지운동으로 풀어 주고,

옆쪽은 벽에 기대서 고관절 외측을 풀어 주면 된다.

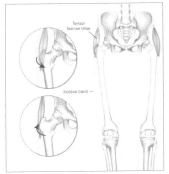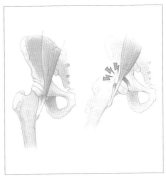

탄발성고관절 호발 부위

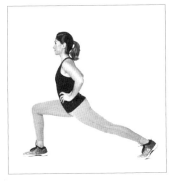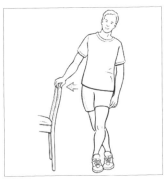

장요근 스트레칭을 위한 런지운동　　대퇴근막장근 스트레칭 운동

2부

목

일자목

요즘 일자목 환자들 태반이다.

일자목 환자들은 두통이 동반되어 있다.

심할 경우 이명이나 어지럼증이 생기기도 한다.

외형적으로는 목 앞쪽에

진한 가로 주름이 2~4겹 선명하게 보인다.

목 앞에 가로 주름이 보이고,

턱밑이 예각을 보이고,

둥근 어깨와 거북목이 있는 환자들은 무조건 일자목이다.

일자목이 되는 이유는 일자허리가 되는 원리와 같다.

통증에 대한 보상 작용 때문에 생긴 것이다.

일자목을 치료하지 않으면

목디스크로 진행한다는 것은 앞뒤가 틀린 것이다.

일자허리를 치료하지 않으면

허리디스크로 진행한다는 앞뒤가 틀린 말과 같다.

인간의 정상적인 경추의 모습은
옆에서 봤을 때 전방으로 돌출된 C자 형태다.
고개를 전방 15도 들어 올린 자세다.
하지만, 목근육이 굳으면서 고개를 들면
목이 아프니, 계속 당기게 된다.

잘못된 자세와 아무런 상관이 없다.
오직 장시간 앉아 있거나, 휴대폰이나 컴퓨터 독서
혹은 앉아서 무언가를 장시간 해야 하는,
그래서 앉아 있기 때문에 생긴 근경직이다.

이 상태에서는 목을 들 수가 없다.
목을 들면 아프니깐 고개를 숙이게 된다.
이 자세로 엑스레이를 찍어 보면
경추가 1자로 펴져 있는 모습을 볼 수 있다.

고개를 들어야 한다.
근육이 풀리는 만큼 고개를 들 수 있을 것이다.

그때 엑스레이를 찍어 보면

경추는 정상적인 모습을 취하게 된다.

좀 더 심한 경우

일자목 환자는 목디스크를 갖고 있는 경우가 태반이다.

고개를 들면 경추가 압박을 받기 때문에 디스크가 탈출된다.

그 결과 팔이 저린다.

고개를 계속 숙여서 통증을 보상하게 된다.

굳어 있는 목근육이 풀리는 만큼 고개를 들 수 있고,

그때 경추는 C자가 되고, 탈출된 디스크는 제 위치로 간다.

일자목은 목통증으로 생긴 2차적인 결과이지

일자목 때문에 목이 아파지는 것이 아니다.

치료는 일자목을 교정하는 것이 아니라,

굳어 있는 경추근육을 풀어 나가면

경추는 원래의 모습으로 되돌아가는 것이다.

목디스크

경추는 7개이지만, 신경은 8개다.

이 중 3개는 두개골로 들어가고, 나머지 5개는 팔로 내려온다.

팔로 내려오는 신경은 쇄골위에서 하나의 다발로 합쳐지는데,

이 신경을 상완신경총이라고 하며,

경추 5~8번과 흉추 1번 총 5개의 신경이 다발을 이룬 것이다.

팔이나 손가락이 저리는 부위에 따라

몇 번 디스크인지 쉽게 예측할 수 있다.

목디스크가 탈출되는 이유는

경추 내부에 정상을 초과하는

비정상적인 압력이 발생하기 때문이다.

경추 내부의 비정상적인 압력을 발생시키는 힘은

경추를 움직이는 주변 근육들이다.

이들 근육들이 굳을수록 척추 내부의 압력은 증가하고,

증가된 압력은 압력 균형을 맞추기 위해 밖으로 나온다.

이때 디스크를 밀어내는 것이다.

항온동물인 인간의 체온이 36.5도를 초과하면

땀으로 열을 배출하는 원리와 같다.

체온이 높은 곳에서 낮은 곳으로 흐르듯

압력은 높은 추간판에서 압력이 낮은 외부로 빠져나오는 것이다.

치료타깃은 탈출된 추간판이 아니며,

압력이 증가된 척추가 아니다.

근육이다.

경추를 움직이는 주변 근육들을 풀어 나갈수록

척추 내부의 압력은 정상이 되고,

탈출된 디스크는 원래의 위치로 복귀하는 것이다.

허리디스크가 탈출하는 원리와 똑같다.

후종인대골화증

처음 이 질환을 들었을 때 난감했었다.

후종인대가 골화가 된다니?

추체의 뒤쪽이면서 척추관의 앞쪽에

기다랗게 붙어 있는 후종인대

이 인대가 골화가 된 질환이라니?

손으로 치료하는 나는 대체 어떻게 치료하지?

수술 외에는 다른 방법이 없는 상황이었다.

아직까지 나는 이 질환이 실제로 가능한지는 모르겠다.

의사들의 치료법 역시 수술을 어떻게 진행하는지 모른다.

증상이 악화되면 어떻게 되는지도 모른다.

환자들은 팔이 마비된다고 의사가 말했다고 하는데,

척수손상이 아닌 다음에야 현실 가능성은 없다.

내가 치료해 본 환자들의 공통점은

목덜미근육들이 단단하게 굳어 있더라.

굳어 있는 근육을 풀고 경추를 교정해 나가니 증상도 호전되더라.

현재까지 환자가 완치되었는지,

이후에 수술을 했는지,

아직도 잔통이 있는지 확인해 보지 않았다.

현재까지는 딱히 뭐라 할 말이 없다.

3부

무릎

무릎질환의 진행 과정

모든 질환은 진행성이다.

적어도, 내가 치료하는 신경근골격계질환은 그렇다.

무릎 통증도 진행성 질환이다.

무릎질환의 진행 과정은 다음과 같다.

첫 번째가 '슬개대퇴통증증후군'이다.

붓기가 있을 수도 있지만, 초기에는 부종이 생기지 않는다.

다만 환자는 무릎을 구부리고 펼 때 불편함이 있고,

무릎 앞쪽에 똑똑거리는 소리가 나기도 한다.

좀 더 심해지면 쪼그려 앉기가 힘들어지고,

심해지면 계단을 오르내릴 때 통증이 시작되는 특징이 있다.

엑스레이상에는 아무런 이상이 없다.

이 질환을 슬개골연골연화증이라고도 한다.

정형외과학과 질환별물리치료학 책에도 그렇게 언급되어 있다.

하지만, 이 상태는 사체를 해부해 보지 않는 한

확인할 방법이 없다.

두 번째 질환이 '내측반월판손상'이다.

슬개대퇴통증증후군을 해결하지 못하면

무릎관절에는 계속적으로 비정상적인 압력이 생기게 되고,

이 압력에 의해 관절연골은 마찰이 시작되는데,

내측반월판이 가장 쉽게 손상된다.

그 이유는 대퇴와 하퇴의 부정정렬 때문에 생긴 결과이며,

두 뼈의 관절을 불일치하게 만드는 힘은

대퇴와 하퇴를 움직이는 근육들의 비정상적인 경직 때문이다.

엑스레이상에 대퇴골과 하퇴골 자체는 정상이지만,

두 뼈의 비틀림에 의해 슬관절이 뒤틀리는 부정정렬 상태가 된다.

이 상태에서 계속 움직이면 마찰에 의한 열이 생기고,

그 결과 손상이 진행되는 것이다.

가장 먼저 손상되는 것이 내측반월판이다.

이쯤 되면 붓는다.

의사는 주사기로 부종을 빼기도 하고,

관절내시경으로 관절내부를 깨끗이 청소하기도 하고,

한의사는 사혈부항으로 부종액을 빼낸다.

안 된다.

원인이 아니라, 결과를 건드린 결과다.

한번 따져 보자.

부종은 연골이 손상된 결과다.

조직 손상의 1차 반응이 부종이다.

통증은 부종에 의한 관절내부의 압력에 의한 원인과

연골조직 자체 손상에 의한 통증이다.

연골이 손상되는 것은 대퇴골과 하퇴골의 부정정렬 상태 때문이며,

대퇴골과 하퇴골의 부정정렬은 근육 때문이다.

대퇴골을 외회전시키는 장요근과 이상근,

외전시키는 중둔근과 대퇴근막장근과 같은

대퇴골을 움직이는 근육들과

하퇴를 굴곡시키는 오금근과 햄스트링,

그리고 무릎내측으로 연결되는 거위발건,

그리고 장딴지근육들의 경직에 의해 발생한 결과다.

치료는 이들 근육을 풀어야 하는 것이지,

이들 근육이 굳어서 생긴 결과물인

찢어진 연골을 손댔으니 안 낫는 것은 당연하다.

세 번째가 퇴행성관절염이다.

무릎질환의 최종 단계다.

반월판이 다 닳고, 연골까지 닳아 버린 상태다.

인공관절전치환술만 남아 있다.

남아 있는 연골을 잘라 내고,

쇳덩어리 인공연골판을 박는 대형수술이다.

무릎관절 질환의 진행 과정은 다음과 같다.

1. 슬개대퇴통증증후군

2. 내측반월판손상

3. 퇴행성관절염

오금근의 경직에 의해 시작된 무릎 통증은

외측광근의 근경직에 의해 발생하는

슬개대퇴통증증후군으로 진행하고,

고관절외회전근과 하퇴근육들의 근경직에 의해

내측반월판이 찢어지게 되며,

최종적으로는 관절연골이 닳아 버리는

퇴행성관절염으로 진행한다.

퇴행성관절염.

나이 때문이 아니라,

슬개대퇴통증증후군을 해결하지 못한 결과일 뿐입니다.

Un-Locking muscle

오금근에 대한 이야기다.

대퇴사두근이 수축을 시작하면 굽혀진 무릎이 펴진다.

이때 무릎 뒤쪽에 있는 오금근은 늘어나는 원심성수축을 해야 한다.

즉, 대퇴사두근이 구심성으로 수축하는 힘과 속도에 보조를 맞춰서

뒤쪽에 있는 오금근은 원심성으로 힘을 빼 줘야 한다.

만약, 오금근이 굳어서 길이가 짧아져 있다면

대퇴사두근이 구심성수축을 통해 무릎을 펴 나갈 때

오금근이 보조를 맞춰서 늘어나지 않는다면

환자는 쪼그려 앉아서 일어날 때 무릎이 아프기 시작한다.

사실은 이때부터 무릎 통증이 시작되는 것이다.

오금근을 풀어 주면 된다.

다리 찢기를 하면 되고,

무릎을 최대한 편 상태에서 허리를 숙여서

손끝이 바닥에 닿는 운동을 하면 된다.

물론, 척추기립근, 햄스트링도 늘어나고,

장딴지근육도 늘어나지만,

결정적으로 오금근이 늘어난다.

오금이 당기는 느낌이 없을 때까지

시간을 갖고 매일매일 하면 된다.

현대의학은 관절면의 퇴행에만 관심이 있다.

방사선을 통해 눈에 보일 때 진단을 내릴 수 있지만,

그때는 이미 늦었다는 사실.

무릎질환은 엑스레이에 나타나기 전에 이미 시작되고 있다는 사실.

오금근이 무릎질환의 시작점이다.

트리거다.

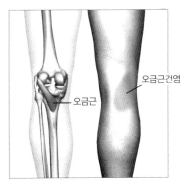

오금근

슬개대퇴통증증후군

슬개대퇴통증증후군.

말이 너무 어렵다.

슬개골과 대퇴골이 만나는 관절에 통증이 생기는 질환이다.

대퇴사두근이 수축해서 무릎을 신전시킬 때

대퇴사두근의 힘선을 크게 하는 것이 슬개골이다.

무릎이 펴질 때 슬개골은 위쪽으로 이동하고

무릎이 굽혀질 때 슬개골은 아래쪽으로 이동한다.

이것을 슬개골과 대퇴골의 활주라고 한다.

정상 상태에서는 슬개골과 대퇴골의 홈이 딱 맞기 때문에

무릎을 굽히고 펴는 동작을 해도 관절면에 마찰이 생기지 않는다.

하지만, 대퇴부 외측면에 있는 외측광근이 굳으면

슬개골을 과도하게 외측상방으로 끌고 올라가면서

슬개골과 대퇴골사이의 관절면에

압박력이 생기고, 마찰이 시작된다.

마찰이 시작되면, 열이 발생하고, 손상이 시작된다.

이 질환을 슬개대퇴통증증후군이라고 한다.

주로 젊은 층에서 호발하며,

남자보다는 여자가 더 많다.

방사선상에 아무것도 나타나지 않는다.

환자의 증상을 듣고 진단을 내려야 한다.

연골이 찢어지지도 않고,

대퇴와 경골의 관절면이 협소하지도 않음에도 불구하고,

무릎을 굽히고 펼 때, 혹은 계단을 오르내릴 때,

혹은 쪼그려 앉았다가 일어설 때

무릎 앞쪽에 통증이 있다고 호소하면

이 질환을 진단 내릴 수 있어야 한다.

치료 타깃은 오금근과 외측광근이다.

오금근의 경직에 의해 대퇴골이 외회전되고,

그 상태에서 무릎을 신전시키면

외측광근이 과도하게 활성화된다.

그 결과 슬개골은 외측광근이 당기는 방향으로

외측상방으로 이동하면서

슬개골과 대퇴골 사이의 관절면에서 마찰이 시작되는 것이다.

오금근과 외측광근이 풀리는 만큼

대퇴와 하퇴의 정렬이 맞춰지게 되고,

슬개골과 대퇴골의 관절면이 맞춰지게 된다.

그 결과 통증이 사라지는 것이며,

추가적인 연골 손상으로 이어지지 않는다.

반월판손상

신이 인간을 만들 때 뼈와 뼈가 만나는 지점에

연골이라는 쿠션을 만들어 주셨지.

그리고 움직임이 많아서 손상되기 쉬운 관절 5부위에

추가로 반월판이라는 연골을 덧대어 주셨지.

그중 한 부위가 무릎관절인데,

다른 관절과 달리 이중으로 안전장치가 되어 있는 무릎관절이

닳아 버려서 인공관절수술을 하게 되는 이유가 뭘까?

현대의학은 나이 때문이라고 한다.

현대의학은 잘못된 사용 습관 때문이라고 한다.

현대의학은 많이 사용했기 때문이란다.

이게 다 환자 탓이란다.

그렇다면 어떻게 치료하지?

나이가 원인이라면 나이를 어떻게 되돌리지?

잘못된 사용 습관이 원인이라면

이미 사용해 버린 습관을 어떻게 하지?

많이 사용한 것이 원인이라면 또 어떻게 되돌릴 수 있지?

원인을 제거하면 결과는 수정이 되어야 한다.

이것이 자연과학의 법칙이다.

하지만, 현대의학이 이야기하는 관절연골이 닳은 이유는

단 하나도 제거할 수 없다.

따라서 원인이 아니다.

원인은

근육 때문입니다.

Runner's knee

무릎이 아픈 환자들의 십중팔구는 안쪽이 아프다고 한다.

내측반월판이 손상되기 때문이다.

이와는 달리 외측반월판은 잘 손상이 안 된다.

그런데도 더러 환자들 중에 무릎 바깥이 아프다고 한다.

이런 환자를 만나면 많은 물리치료사들은 혼란스럽다.

'어? 희한하네.

무릎 안쪽이 아프다고 해야 하는데….'

대퇴골의 대전자에서 시작해서

무릎의 비골두까지 연결되어 있는

대퇴근막장근의 근막통증증후군

혹은 힘줄의 염증질환인 runner's knee에 대한

이해가 되어 있다면 쉽게 간파할 수 있다.

주로 많이 달리는 사람들한테서 나타나며,
통증은 무릎 바깥이다.

치료 타깃은 대퇴근막장근이며,
대퇴부 외측면이 치료 타깃이 된다.

이 근육은 중둔근과 함께
고관절을 외전시키는 작용을 하기 때문에
골반근육도 함께 풀어 줌으로써
쉽고, 완전하게 해결할 수 있다.

무릎 바깥 통증.
더 이상 혼란스러워하지 마세요.
대퇴근막장근의 근경직에 의해 발생한
runner's knee입니다.

퇴행성관절염

퇴행성관절염
무릎질환의 최종 단계다.

퇴행성관절염 환자들은 전형적인 공통점이 있다.
고관절이 굴곡/외회전되어 있고,
무릎은 약간 굽혀져 있으며, 발끝은 외측을 향하고 있다.
좀 더 심한 사람은 허리가 약간 굽혀져 걷는다.

물론, 이 자세는 무릎 통증을
보상할 목적으로 만들어진 형태이지만,
이 자세를 원점으로 되돌리지 않는 한
손상된 관절연골은 계속 닳게 되고,
결국은 인공관절 수술을 하게 된다.

10년마다 인공관절을 재수술해야 한다.
생각만으로도 끔찍하다.

생각해 보자.

고관절을 굴곡/외회전시키는 근육은

장요근, 중둔근, 대퇴근막장근, 이상근이며,

무릎을 굴곡시키는 근육은

거위발건, 뒤쪽에 있는 슬괵근, 아래쪽에 있는 장딴지근육이다.

하나 더 추가하면 오금근이다.

치료 타깃은 위에 언급한 근육들이다.

이들 근육들이 풀리는 만큼

고관절과 슬관절은 펴지게 되고, 발끝은 일자로 정렬이 된다.

이런 자세가 만들어지면

관절연골의 손상이 멈춘다.

이미 손상된 관절은 재생을 시작한다.

이것이 물리치료사인 나의 임상 경험이다.

4부

발목

발목과 발의 통증은
장딴지근육 때문입니다

정강뼈 앞쪽에 있는 전경골근과

정강뼈 뒤쪽에 있는 후경골근.

이 두 근육은 발목관절을 안쪽으로 돌리는

내반(inversion) 작용을 하는 근육이다.

보행을 할 때 발가락을 지면에서 들어 올리는 작용을 하며,

착지할 때 발꿈치가 지면에 먼저 닿도록 힘을 쓰는 근육이다.

만약 이 두 근육이 굳어 있다면

발목관절은 내반된 상태를 유지하게 되는데,

내반이 되면 장딴지근육에서

종골과 연결되는 아킬레스건의 힘선이 뒤틀리게 된다.

이 상태에서 계속 움직이게 되면 뒤틀린 아킬레스건에

지속적인 장력이 발생하게 되고,

그 결과 염증이 생기는데, 이 질환이 아킬레스건염이다.

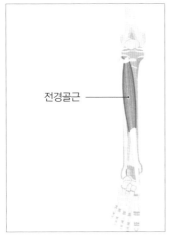 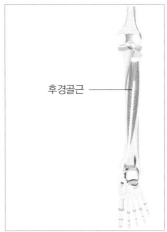

전경골근 후경골근

위 두 근육이 굳어서 족관절이 내반되면

발바닥에 있는 족저근막도 뒤틀리게 되는데,

이 힘을 회선력, 즉 Torsion이라고 한다.

이 상태에서 계속 움직이면 발바닥에 염증이 생기는데,

이 질환을 족저근막염이라고 한다.

발목이 내반된 상태로 보행을 하는 사람은

착지할 때 신발의 바깥굽이 닳게 되는데,

신발의 바깥이 먼저 착지를 하는 사람들이 자주 발목을 삔다.
이 질환을 족관절염좌라고 한다.

마지막으로 발목이 내반된 상태로 착지를 해 보면
엄지발가락이 두 번째 발가락 위에 얹히게 되는데,
이 상태로 계속 움직이면 엄지발가락이 외반(eversion)된다.
이 질환을 모지외반증(hallux valgus)이라고 한다.

따라서 앞서 언급한 모든 발목과 발가락에 나타나는 질환은
모두 장딴지에 있는 두 개의 근육이 만들어 낸 결과일 뿐이다.

치료 타깃은 전경골근과 후경골근이 된다.

족저근막염

깔창이 좋나요?

쿠션이 있는 신발을 신어야 하나요?

볼이 넓은 신발을 신어야 하나요?

이게 사실이라면 맨발로 다니는 사람은

죽을 때까지 족저근막염이 심해서 어떻게 한대요?

일본은 아직도 나막신을 신고

한국은 아직도 고무신을 신는데

쿠션이 없는 신발을 신으면 족저근막염이 온다는데.

깔창을 깔고, 쿠션이 있고 볼이 넓은 신발을 신으면

족저근막염이 낫나요?

족저근막에 생긴 염증은

장딴지근육이 굳어 있기 때문입니다.

이 원리를 모르니 환자가 아프다고 하는 족저근막에 집중하니 족저근막이 말을 한다면 아파 죽겠다고 하지 않을까요?

족저근막은 아무런 잘못이 없다.
족저근막에 염증이 생겼다고 해서
족저근막에 충격파를 쏜다든지,
마사지를 한다든지, 공으로 문지른다든지
혹은 타월 감아올리기 운동을 한다고 해서
족저근막에 생긴 염증이 사라지지 않는다.

오히려 더 악화된다.
염증은 급성기 반응의 결과물인데,
급성기 질환에 자극을 주면 줄수록
손상은 더 증가되고, 염증은 더 많이 생긴다.
기본 상식이다.

족저근막은 아무런 잘못이 없다.
많이 걸어서, 많이 서 있어서, 많이 써서
족저근막에 염증이 생긴 것이 아니다.
장딴지근육이 굳어 있는 사람이 많이 걷거나
많이 서 있거나 많이 썼을 때만 염증이 생기는 것이지,

장딴지 근육이 굳어 있지 않은 사람은 염증이 생기지 않는다.

장딴지근육이 굳으면 발목을 내반시키게 된다.

발목이 내반되면 발바닥이 비틀어지게 되는데,

이때 족저근막이 비틀어지면서 회선력이 생긴다.

이 상태에서 계속 사용한 결과 염증이 생긴 것이다.

발목을 내반시키는 전경골근과 후경골근의 근경직에 의해

족저근막을 비틀게 하는 힘.

치료 타깃은 전경골근과 후경골근입니다.

족관절염좌

습관적으로 발목을 삐는 환자들이 있다.

힐을 신지도 않고, 격렬한 운동을 하지도 않는데도 그렇다.

현대의학은 발목이 삐는 이유를 모른다.

사실, 발목을 삐는 사람은 정해져 있는데 그걸 모른다.

현대의학은 발목이 접질릴 때 손상된

인대를 치료하는 데 포커스가 맞춰져 있다.

타깃 지점이 잘못되어도 한참 잘못되었다.

발목이 접질러서 손상된 인대는 아무런 잘못이 없다.

손상되어 퉁퉁 부어 있는 발목에 손을 대면 더 붓는다.

발목이 삐는 이유는 단 하나.

발목이 내반되어 있기 때문이다.

발목이 안쪽으로 돌아 들어가는 형태를 내반이라고 한다.

발목이 내반되는 이유는

후경골근과 전경골근 두 개의 근육 때문이다.

이 두 개의 근육이 굳어서 길이가 짧아지면

발목을 안쪽으로 돌리는 내반변형이 된다.

이 상태에서 착지를 하면 발꿈치 바깥이 먼저 닿게 되는데,

이런 분들 태반은 신발굽이 외측이 닳는다.

발꿈치로 착지할 때 발목이 내반되어 있다 보니,

쉽게 발목이 접질리는 염좌를 당하는 것이다.

두 근육이 굳어 있지 않은 사람은

족관절이 중립 상태를 유지하고,

이 상태에서는 웬만해서는 발목이 접질리는

염좌손상을 당하지 않는다.

신발 굽도 정중앙이 닳는다.

발목염좌.

삐는 사람만 삡니다.

치료 타깃은 전경골근과 후경골근 딱 두 개입니다.

환자라면 이 두 근육을 풀어 주면 됩니다.

팔자 보행

'팔자걸음이 팔자를 망친다.'
정말 명언입니다.

모든 만병의 원인은 잘못 걷는 습관 때문이며,
그 습관은 팔자 보행입니다.
팔자 보행은 발끝을 벌리고 걷는 것뿐만 아니라,
발꿈치가 지면에 착지할 때 발꿈치 외측이
먼저 지면에 닿는 보행에 해당됩니다.

발목, 발바닥, 발가락, 발꿈치, 무릎, 고관절, 허리
그 어디라도 아픈 분이라면
지금 당장 일자걸음으로 바꾸시면 됩니다.

5부
손목

손이 시린 이유 1

동맥은 따뜻한 혈액이고, 정맥은 찬 혈액이다.

좌심실에 펌핑된 혈액은 1차적으로 대동맥이 되고,

그다음 쇄골하동맥이 된 다음

상완동맥으로 내려와서 요골동맥과 척골동맥이 되어

손가락으로 전달되어, 손가락에

산소를 품고 있는 따뜻한 동맥혈액을 공급한다.

그다음 모세혈관에서 노폐물을 받아들인 후

찬 정맥혈액이 되어 동맥이 내려온 경로를 그대로 따라

올라가서 상하대정맥을 거쳐 심장의 우심방으로 들어간다.

그다음 우심실을 거쳐 폐를 지나면서

이산화탄소를 입 밖으로 내보내고

공기 중에 있는 산소를 빨아들인 후 좌심방으로 들어간다.

이렇게 데워진 혈액은 좌심실에서 다시 동맥이 되어

대동맥을 출발하는 것이 혈관 경로이다.

여기서 질문 하나.

손이 찬 것은 정맥이 올라가지 못해서일까?

아니면, 동맥이 손으로 내려오지 못해서일까?

둘 다 맞는 말이다.

압력은 높은 곳에서 낮은 곳으로 흐른다.

정맥이 저류되어 있으면 손 쪽에 압력이 높기 때문에

동맥이 내려가지 못하고,

반대로, 심장과 가까운 혈관이 눌려서

압력이 증가되어 있으면 정맥이 올라가지 못한다.

손의 압력이 높고, 심장의 압력이 낮아야

손에 있는 정맥혈액이 압력차에 의해 심장을 향해 올라갈 수 있다.

여기서 잠깐.

현대의학은 중력보다 아래쪽에 있는 손의 압력이 낮고,

상대적으로 높은 위치에 있는 심장의 압력이 높기 때문에

정맥 밸브가 정상적으로 작용해야만 압력차를 극복하고

손가락에 저류해 있던 정맥혈액이

압력이 높은 심장으로 순환할 수 있다고 알려져 있다.

하지만 그렇지 않다.

원래, 심장 쪽의 압력이 낮아야 말이 된다.

이렇게 정상 상태에서는 심장이 압력이 낮고,

손가락의 압력이 높기 때문에

정상적으로는 정맥순환이 원활하게 가동된다.

그렇다면 어떤 이유에 의해

이러한 압력 차이가 역전이 되었을까?

어쨌거나 심장 쪽의 압력이 손가락보다 더 높기 때문에

손가락 쪽에 있는 혈액이 저류되는

현상이 벌어지는 것일 테니 말이다.

그 해답은 흉곽출구에서 찾을 수 있다.

좌심실에서 펌핑된 혈액은 1차적으로

쇄골하동맥이 된다고 했는데,

이 쇄골하동맥이 흘러내려오는 지점이

바로 흉곽출구를 통해 빠져나온다는

해부학적인 사실에 근거한 것이다.

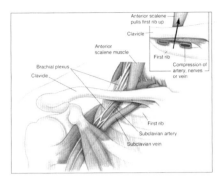

흉곽 출구

전사각근과 중사각근 그리고

아랫변을 형성하는 쇄골에 의해

삼각형의 출구를 만들게 되는데,

이곳을 흉곽출구라고 하며,

전사각근과 중사각근의 근경직에 의해

이 출구가 좁아진 결과 혈관을 압박하게 되는 것이다.

이것을 사각근증후군이라고 한다.

치료 타깃은 흉곽출구가 되는 것이다.

전사각근과 중사각근이 풀리는 만큼

흉곽출구의 압력은 감소하고,

정맥은 압력이 낮은 심장을 향해

행진을 시작하게 되는 것이다.

손이 시린 이유 2

파라핀이나 장갑이 도움이 될까요?

앞서 언급했듯이
정맥혈액이 우심방으로 올라가지 못하고 저류하는 이유는
심장 쪽의 압력이 높기 때문입니다.

이 문제를 해결하지 않고
찬 손에 따뜻한 무언가를 적용해서
손이 일시적으로 따뜻해질 수는 있지만,
언 발에 오줌 누는 격이다.
외부 온도가 36.5도보다 떨어지면
손은 다시 차가워진다.

해결책은 단 하나입니다.
심장쪽의 증가된 압력을 떨어뜨려야만
근본적으로 해결이 되는데,
치료 타깃은 바로 흉곽출구입니다.

수근관증후군

수근관증후군(carpal tunnel syndrome).

어떤 원인에 의해 수근관을 형성하는 횡수근인대가 짧아지면서

수관관을 좁게 만들게 되고,

그 결과 정중신경이 압박을 받는 질환이다.

손가락 1번부터 3번까지 저리고 쥐는 힘이 떨어진다.

심할 경우 모지구의 근육이 바싹 마르게 되는데,

이 현상을 탈신경위축(denervated atrophy)이라고 한다.

근육으로 신경신호가 오지 않을 때

근육이 쪼그라드는 위축이 되는 것이다.

수근관을 넓혀 주기 위해 주사나 침 혹은 이완 치료를 하지만,

근본적인 치료가 잘 되지 않는 경우가 많다.

최종적으로는 수술을 한다.

횡수근인대가 왜 짧아지는지는 나도 모른다.

다만, 호주 물리치료사가 주창한

신경가동술(nerve mobilization tech.)에 의하면

신경을 압박하고 있는 구조물의 압박을 해제하는 것이 아니라,

눌려진 신경을 늘리면 신경의 직경이 감소하는 현상에 의해

수근관을 쉽게 통과하게 되고,

그 과정을 통해 압박이 해제된다는 원리다.

본인이 창안한 근사슬이완술의 측면에서 보면

장장근(palmaris longus)을 원인근으로 보고 있다.

수근관을 통과하는 모든 근육과 혈관 그리고 신경은

수근관을 형성하는 횡수근인대 아래쪽으로 통과하지만,

장장근은 횡수근인대 위를 통과해서 손바닥까지 연결되어 있다.

이 근육이 손가락과 손목을 굽히는 작용을 하는데,

장장근이 경직되면 손목을 굽히게 되고,

그 결과 횡수근인대를 위쪽으로 끌고 올라오기 때문에

수근관이 좁아진다는 것이 본인의 주장이다.

따라서 치료는 장장근을 풀어야만

횡수근인대를 위쪽으로 끌고 올라가지 않고,

수근관이 좁아지지 않기 때문에

정중신경이 압박을 받지 않는다는 것이다.

치료 타깃은 수근관을 좁게 만드는 횡수근인대가 아니라,

횡수근인대를 위쪽으로 끌어당기면서

수근관을 좁게 만드는 장장근이다.

장장근 스트레칭과 신경가동술을 병행하면

빠르게 수근관증후군을 해결할 수 있다는 것이

나의 임상 경험이다.

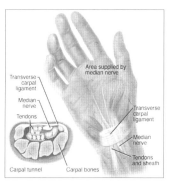

수근관(carpal tunnel)과
정중신경(median nerve)

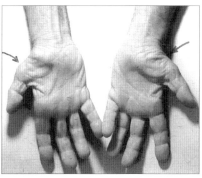

정중신경 압박에 의해 발생한
탈신경위축

협착성건초염

드퀘르뱅병이라고 하며,

엄지손가락이 아픈 질환이다.

DeQuervain이라는 스위스 의사가

제일 먼저 보고한 것으로 알려져 있다.

엄지손가락을 말아 쥐고 테스트하는 Finkelstein test 역시

Finkelstein이라는 스위스 의사 이름에서 유래되었다.

가위질이나 걸레 짜는 동작과 같이 엄지손가락에

힘이 많이 들어가는 일을 반복적으로 수행할 때

엄지손가락을 움직이는 장모지외전근의 힘줄이 통과하는

힘줄말이집에 염증이 생기면서

장모지외전근의 힘줄이 통과할 때 통증이 생기는 질환이다.

장모지외전근은 전완부 위쪽에서 출발해서

엄지손가락으로 연결되어 있는 근육이라

전완부 원위부에 굳어 있는 장모지외전근이 치료 타깃이 된다.

주사를 맞고, 침을 맞아도 잘 안 나으면 깁스로 고정한다.

깁스로 고정하고 있는 동안 뭉쳐 있던

장모지외전근이 무용성위축이 되면서 이완이 되면 낫겠지만,

그렇지 않을 경우 손가락 치료하려다가

손가락 관절이 굳어 버리는 구축이 되기도 한다.

손가락을 억지로 움직이면

손상된 힘줄에서 염증은 더 증가한다.

치료 타깃은 전완원위부를 풀어 주면 된다.

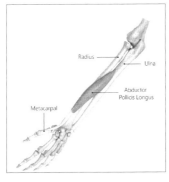

장모지 외전근

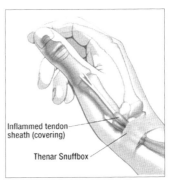

협착성건초염

방아쇠손가락

손가락이 잘 펴지지 않는 질환이다.

힘을 주면 툭하고 펴지기 때문에

방아쇠를 당기는 것과 유사하다고 붙여진 병명이다.

주로 2번, 3번, 4번 손가락에 호발하지만,

엄지손가락에 생기면 trigger thumb이라고 한다.

협착성건초염과 같이 힘줄이 통과하는 말이집이 좁아져서

손가락을 움직이는 힘줄이 통과할 때 통증이 생기는 질환이다.

염증이 생긴 말이집이 아니라,

굳어 있는 근육을 풀어 나가고, 신경가동술을 통해

좁아진 말이집을 쉽게 통과할 수 있게 되고,

시간이 지날수록 염증이 수복된다.

본인 또한 명확하게 설명하기 어렵지만,

임상 경험을 통해 알고 있는 사실이다.

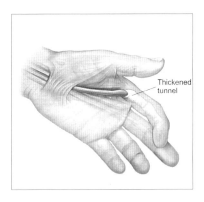

방아쇠 손가락

손가락관절염

손가락 마디마디가 아프고,

아침이면 붓는다.

심하면 손마디에 결절이 생기기도 한다.

양손이 아프면 류마티스관절염을 의심하기도 하지만,

혈액 소견상에 류마티스 인자가 발견되지 않으면

손가락관절염으로 확진할 수 있다.

관절염인 만큼 손을 많이 써서 생긴 질환이라

제일 우선시되는 것은 손을 좀 쉬게 하는 것이다.

하지만, 이것만으로는 부족하다.

관절염이 생긴 이유는 균이 침투한 것이 아니라,

손가락 근육들이 굳어 있는 상태에서 자주 사용했기 때문이다.

치료 타깃은 손가락을 움직이는 근육을 풀어 주면 된다.

손가락을 벌리고, 펴고, 굽히는 스트레칭을 하면 할수록 풀린다.

근육이 풀리는 만큼 손가락이 부드러워지고,

아침에 뻣뻣한 증상도 사라지고,

붓기도 빠진다.

손가락관절염도 결국은 근육이 굳어서 생기는 질환이다.

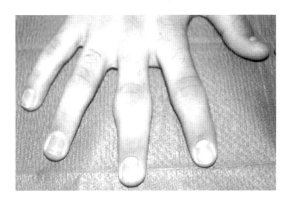

손가락관절염 환자의 손마디

6부

어깨

어깨질환의 진행 과정

어깨가 아픈 이유는 여러 가지가 있지만,
병명을 보면 7가지 정도로 구분할 수 있다.

1. 충돌증후군
2. 석회성건염
3. 회전근개파열
4. 탄발성견갑골
5. 관절염
6. 관절순손상
7. 오십견

충돌증후군으로 시작된 어깨 통증을
해결하지 못하면 오십견으로 종결된다.
충돌증후군은 어깨를 움직이는 극상근의 힘줄이
견봉 아래쪽에서 충돌되는 질환이다.

충돌되는 이유는 어깨를 움직이는 근육들의 경직에 의해
상완골두를 아래쪽으로 끌고 내려오지 못하기 때문이다.

관절가동술이나, 견봉성형술로는
완벽하게 치료가 안 된다.

충돌되는 극상근이 아니라,
상완골두를 아래쪽으로 끌고 내려가는 근육들이 치료 타깃이다.
이해되지 않는다면
『오십견, 근사슬이완술』을 참고하시라.
어깨질환에 대해 완벽한 이해를 할 수 있을 것입니다.

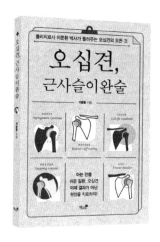

충돌증후군

극상근의 힘줄이 견봉 아래쪽에서 충돌되는 질환이다.

염증이 생긴 힘줄을 자극하면 할수록

손상은 증가되기 때문에 염증도 증가한다.

어깨를 움직이는 근육은 13개입니다.

어깨 위쪽에서 충돌되는 극상근은 아무런 잘못이 없답니다.

극상근을 제외한 나머지 12개 근육이 굳어서 제 역할을 못하니

극상근이 충돌되는 일이 벌어진 것입니다.

모든 질환은 근육이 굳어서 생긴 결과입니다.

충돌증후군은 다른 염증성 질환과는 설명이 다르지만,

결국은 굳어 있는 근육에 의해 발생한다는 것은 사실입니다.

염증이 생긴 극상근을 치료하는 것이 아니라,

굳어 있는 12개의 근육이 풀리는 만큼 어깨는 잘 돌아가게 됩니다.

석회성건염

인간의 몸에 원래 없던 이물질이 생기는 것은
다 그만한 이유가 있습니다.

팔꿈치에 생기는 화골성근염
척추뼈에 생기는 골곡
심지어 암도 그렇습니다.
조직 스스로 유해자극으로부터 자신을
보호하려고 만든 보호 물질입니다.

어깨의 극상근 힘줄에 생기는 석회도 그렇습니다.
팔을 들어 올릴 때 계속 반복되는 충돌에 의해
극상근은 추가적인 손상을 방지하려고
스스로 만들어 낸 물질이 칼슘이며,
정확한 병명은 석회성건염입니다.

이 칼슘은 극상근이 자신 스스로 보호할 필요가 없다면

자연 소멸될 가능성이 있지 않을까?

하는 것이 물리치료사인 저의 생각입니다.

주사로 빼내기도 하고,

절개를 해서 제거하기도 하고,

충격파로 깨뜨리기도 하지만,

극상근에 가해지는 충돌이 계속되는 한

제거된 석회는 다시 만들어질 가능성이 있습니다.

치료는 충돌 현상을 없애야 합니다.

어깨를 움직이는 근육은 총 13개입니다.

충돌되는 극상근을 제외한 12개의 근육이 치료 타깃이 됩니다.

단단하게 굳어서 제 역할을 못하고 있는

12개의 근육이 풀리는 만큼

극상근은 충돌되지 않고, 정상적인 움직임이 가능해집니다.

그때, 생긴 석회는 스스로 소멸한다는 것이 저의 추론입니다.

모든 질환의 원인은 근육입니다.

심지어, 석회성건염도 그렇습니다.

이것이 대한민국 물리치료사인 이문환의 생각입니다.

회전근개파열

어깨를 움직이는 근육의 띠를 회전근개라고 합니다.
극상근, 극하근, 소원근, 견갑하근
총 4개의 근육이 띠를 이룹니다.
이 중 극상근이 주로 파열됩니다.

극상근의 힘줄이 어느 날 갑자기 찢어지는 것이 아닙니다.
그전에 팔을 움직일 때마다 어깨가
충돌되면서 통증이 있어 왔을 가능성이 있습니다.
극상근이 충돌되는 원인이 제거되지 않은 채
머리 위로 팔을 올리는 동작을 할 때
순간적으로 강한 힘이 들어가면서
뚝 하는 소리와 함께 파열되는 것입니다.

이 또한 완전파열이 아니라면
굳어 있는 어깨를 움직이는 12개의 근육을 풀어 나가면
파열된 극상근은 재생을 시작합니다.

단순하게 생각하면,

힘줄이 찢어졌으니 기워야 하는 것은

너무나 당연한 사실입니다.

하지만, 이것은 인체조직의 재생 능력을 간과한 무지입니다.

인체의 모든 조직은 손상이 되면 스스로 회복됩니다.

이것을 항상성기전이라고 합니다.

찢어진 힘줄 역시 재생됩니다.

극상근을 충돌시키는 힘을 제거만 해 준다면

극상근은 추가적인 손상이 생기지 않을 것이며,

이미 손상된 조직은 스스로 회복을 시작하는 것입니다.

오십견

어깨질환의 최종 단계가 오십견입니다.

관절낭이 떡처럼 굳어서 어깨를 움직이지 못합니다.

밤에 아파서 잠을 깨기도 하고,

팔뚝으로 통증이 전이되는 연관통이 생기는 것이

오십견의 두 가지 전형적인 특징입니다.

오십견은 어느 날 갑자기 생긴 질환이 아닙니다.

그전에 이미 팔을 들면 아픈 통증이

최소 2개월 이상 지속되었을 가능성이 높습니다.

그 2개월 동안 어깨의 충돌증후군을 없앴다면

오십견으로 진행하지 않았을 것입니다.

오십견은 한번 걸리면 최소

2~3년이 소요되는 난감한 질환입니다.

설령 2~3년의 시간이 지나 통증이 사라지고,

일상생활 하는 데 지장이 없다고는 하지만,

어깨의 가동성이 100% 회복된 사례를 보지 못했습니다.

어깨의 움직임이 완전하지는 않지만,

일상생활 하는 데 큰 문제가 없으니

다들 그렇게 사시는 것 같습니다.

오십견도

결국은 근육이 굳어서 생긴 질환입니다.

근막통증증후군

어깨가 뭉쳐서 풀려고 오는 환자분들이 많습니다.
상승모근이라는 근육이 굳어 있는 질환입니다.
어깨가 항상 묵직하고 뻐근한 통증이 사라지지 않습니다.
주로 앉아 있을 때 통증이 증가되는 경향이 있습니다.

상승모근의 부착점은 경추이기 때문에
목통증을 동반하는 경우가 많습니다.
목이 아프면 턱을 당기고 다니기 때문에
일자목을 동시에 갖고 있습니다.

턱을 당기면 흉추가 뒤로 이동하기 때문에
거북목도 갖고 있습니다.
목이 경직되면 두통을 유발하고, 눈이 쉽게 충혈되기도 합니다.
심한 경우는 이명이나 어지럼증이 생기기도 합니다.

딱딱하게 굳어 있는 상승모근을 풀고

경추교정까지 마무리하면

환자들은 날아갈 듯이 시원하다고 표현합니다.

한의학에서는 견정혈이라고 합니다.

'어깨의 우물'이라는 의미입니다.

실제로 상승모근이 풀리면

어깨 위쪽에 물이 찬 것처럼 찰랑찰랑해집니다.

근막통증증후군

결국 근육이 굳어서 생긴 질환입니다.

7부

요통

배바지

내 딸이 입고 있는 배바지
다리가 길어 보여서 좋아하는 배바지

어느 날 일자허리가 되어 있는 모습.
골반이 후방경사되면서 햄스트링이 짧아져
중2 여학생이 허리를 숙여서
손가락이 바닥에 닿지를 않는다.

다경아, 배바지는 한 번씩만 입어라.
배를 꽉 조이는 옷을 입으면 배가 눌려서
음식물이 들어갈 공간이 없단다.
그리고 허리가 숙여지기 때문에 일자허리가 되는데
평생 가도 치유되지 않을지도 몰라.
허리가 아파서 고생할 거야.

배에 힘을 툭~ 빼고 자연스럽게 걸어야 해.

허리띠는 배꼽 아래 골반 위에 착용하는 거란다.

요즘 젊은 여성들이 다리가 길어 보인다는 이유로
허리띠를 배꼽 위에 걸치는 소위 배바지를 입고 다닌다.
허리를 망치는 주범이다.

그 무엇이든
우리 몸을 감싸는 것은 해롭다.
보조기든, 코르셋이든, 교정 장치든, 복대든,
심지어 배바지라도 결과는 똑같다.

몸을 자유롭게 해야 한다.

요통의 진행 과정

요통

허리가 아픈 질환을 뭉뚱그려서 요통이라고 한다.

요통은 크게 5가지로 구분할 수 있다.

1. 염좌
2. 비특이성요통(만성요통)
3. 추간판탈출증
4. 척추관협착증
5. 척추전방전위증

순간적으로 허리가 삐는 것을 염좌라고 한다.

인대 손상으로 알려져 있지만, 실제로는 불가능하다.

허리가 뜨끔하면서 삐는 것은 근육이 순간적으로 뭉치는 것이
다.

주로 네 개의 근육이 문제를 일으킨다.

요방형근, 척추기립근, 광배근 그리고 장요근이다.

어느 근육이 뜨끔했는가에 따라

환자들이 취하는 자세와

통증을 호소하는 양상이 달라진다.

이를 통해 어느 근육이 손상되었는지 예측이 가능하다.

어느 날 갑자기 허리가 찡긋하거나 뜨끔하거나 삐었다면

그 즉시 뭉친 근육을 풀어야 한다.

요방형근은 앉아 있을 때 자세를 잡아 주는 근육이기 때문에

허리가 옆으로 휘어진다.

옆구리운동을 하면서 계속 풀어야 한다.

척추기립근은 허리를 펴는 근육이다.

허리를 숙일 때 극심한 통증이 생긴다.

조금씩 조금씩 허리를 숙여서 손끝이

바닥에 닿을 때까지 스트레칭해야 한다.

광배근은 열중쉬어 하는 근육이다.

허리를 숙이거나 물건을 들어 올릴 때 뜨끔한다.

팔을 하늘 높이 들어 올려서 옆구리운동을 하면 된다.

장요근은 골반 앞쪽이 아프거나 허리 정중앙이 아프다.
장요근이 뭉치면 고관절과 허리가 약간 굽혀진 자세가 된다.
상체를 뒤로 젖히거나, 런지운동을 하면 된다.

이 4개의 근육이 조금씩 조금씩 풀리는 만큼
허리통증도 조금씩 조금씩 사라지게 된다.

이 통증이 사라지지 않고,
방사선상에는 별다른 문제가 보이지 않지만,
6주 이상 지속되면 비특이성요통이라고 한다.

비특이성요통을 해결하지 못하면
젊은 사람은 추간판탈출증이 되고
중장년층은 척추관협착증이 되며,
척추분리증환자는 척추전방전위증으로 진행된다.

이들 질환의 공통점은
다리가 저리는 방사통이 생긴다는 점이다.

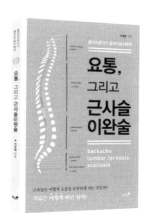

요통의 최종 단계까지 왔다는 증거다.

이쯤 되면 수술을 할까 말까 고민하게 된다.

애초에 굳어 있던 근육을 풀었다면

수술을 고민하는 단계까지 오지 않았을 것이다.

설령, 다리가 저리는 방사통이 있다 해도

굳어 있는 4개의 근육을 풀어 나가면 방사통이 사라지고,

결국 요통도 사라진다.

이 현상을 '중심화 현상'이라고 한다.

요통을 유발하는 원인근은

척추기립근, 요방형근, 광배근, 장요근 딱 4개다.

이 근육들이 굳을수록 요추를 전만시키고,

요추가 과전만될수록 척추 내부의 압력이 증가한다.

그 결과 압력 균형을 맞추기 위해 밖으로 나오게 되는데,

이때 추간판을 밀어내는 것이다.

중장년층은 협착증이 되는 것이며,

척추분리증환자는 척추전방전위증이 된다.

비특이성요통

엑스레이나 MRI에 척추간격이 정상이고,
디스크가 탈출된 흔적이 없음에도 불구하고
환자가 6주 이상 요통을 호소하는 경우
'비특이성요통'이라고 한다.
쉽게 말해서 '만성요통'이다.

엑스선을 몸에 쏘면 물이 없는 조직에 흡수되는
X-선의 특성상 물이 없는 뼈만 읽힌다.
척추뼈의 간격을 방사선사진으로 볼 수 있다.
MRI는 추간판이 탈출되었거나 파열
혹은 흘러내린 모습을 볼 수 있다.

X-ray나 MRI상에 이상과 같은 소견이 없음에도 불구하고
환자가 6주 이상 요통을 호소하는 경우에 해당한다.

X-선이나 MRI 영상에 읽히지 않는 것이 하나 있다.

그것은 바로 근육의 굳어 있는 정도이다.

이것은 엑스레이에서 보이는 척추의 모습이나

환자가 호소하는 증상을 통해 유추하는 것이다.

이것을 이학적 검진이라고 하며,

시진, 촉진, 청진, 타진이라는 것이며,

의료 지식이 있는 전문가라면 누구나 쉽게 판단 내릴 수 있다.

비특이성요통.

원인은 근육입니다.

요통을 유발하는 원인근은 4개입니다.

척추기립근, 요방형근, 광배근 그리고 장요근.

배에 힘 좀 빼고 다닙시다

허리가 아픈 환자들에게 종종 듣는 이야기
"배에 힘을 주고 걸으면 좋은가요?"

인위적으로 배에 힘을 주고 다닌다면 얼마나 고역일까?

요통이 있는 사람은 자동적으로 배에 힘이 들어간다.
배, 즉 복횡근을 수축시켜서
복압을 증가시키는 반사적인 행동이다.

이 과정을 통해 요추를 뒤쪽으로 후만시키면
척추내압이 감소한 결과 요통이 사라지는 효과가 있다.
누가 가르쳐 줘서 배에 힘을 주는 게 아니다.
자동 반응이며, 근방호 기전 중에 하나다.

하지만, 요통을 예방할 목적으로 인위적으로,
항상 배에 힘을 주고 다니는 환자들이 더러 있다.

만약 이 상태가 지속된다면 허리는 일자로 변하게 된다.

일자허리, 영어로 Sway back.

복횡근의 과도한 수축에 의해 요추가

뒤로 밀리면서 일자허리가 된 상태를 말한다.

요통을 유발하는, 즉 요추를 전만시키는

네 개의 근육이 풀리면

배에 힘을 빼더라도 요통은 생기지 않는다.

배에 힘을 뺄 수 있어야 한다.

"힘 빼고 다닙시다."

McKenzie exercise

지금 대한민국은 멕켄지 운동에 푹 빠져 있다.

물리치료학과 3학년 수준에 해당하는

요통치료 자가 운동 프로그램 중에 하나인 이 운동이

무슨 마법을 부리는 것처럼 대한민국을 소용돌이치고 있다.

사실, 맥켄지운동은 수많은 물리치료 기법 중에서도

아주 단순한 자가 운동법 중 하나일 뿐이다.

이외에도 도수치료사가 구사하는 수많은 고급 치료 테크닉이 있다.

사실이 그렇다 하더라도

맥켄지 선생님이 주장한 것과 크게 다른 내용으로

정보가 공유되고 있는 점이 안타깝다.

맥켄지 운동은 척추기립근 강화 운동이 아니라,

요추 신전 운동이다.

즉, 저항 운동을 통해 근력을 강화하는 것이 아니라,
척추의 움직임을 통해 후방으로 탈출된 추간판을
전방으로 보내겠다는 아주 단순한 발상이다.

멕켄지 형님은 근육은 아예 관심이 없었고,
척추의 움직임에 따라 디스크에 가해지는
벡터힘에만 관심이 있으신 분이셨다.
멕켄지 형님의 책 속에는 근력 강화라는 단어를
눈을 씻고 찾아봐도 없다.

척추 신전 운동만으로 디스크를 치료할 수 있다면
참 편하고 좋겠다.

이거 다 뻥인 거 아시죠?

치료의 포커스를 근육으로 이동시켜라

치료의 포커스를 관절이나 추간판과 같은 구조물이 아니라,
근육으로 이동시켜라.

디스크가 탈출하는 이유는
허리를 단순히 굽히고 숙인다고 해서 탈출하지 않는다.
척추내압이 증가할 때, 그때 디스크는 탈출한다.

방향은 후외측이다.
그곳에 구멍이 뚫려 있다.
압력이 가장 낮은 곳이다.

척추내압이 증가하는 이유는
요추가 과도하게 전만되기 때문이다.
정상 각도에서 벗어나는 전만이 진행될수록
척추 내부의 압력은 증가하기 시작한다.
그 증가된 압력만큼 압력 균형을 맞추기 위해

디스크는 탈출하는 것이다.

요추가 정상 각도를 벗어나서 과도하게 전만되는 것은

바로 근육 때문이다.

요추를 전만시키는 근육은 딱 4개뿐이다.

치료 타깃은 이 네 개의 근육이다.

척추기립근, 요방형근, 광배근 그리고 장요근이다.

물리치료사들이어, 공부 좀 하자.

그리고 사색을 하라.

자신의 지식에 단 한 점의

의심이 들지 않을 때까지 사색하라.

그때 혜안을 얻게 될 것이다.

그것이 지혜이며, 그제야 전모를 보게 될 것이다.

디스크내장증

디스크, 즉 추간판에는 통증수용기가 없습니다.
추간판이 손상되어도 통증을
뇌로 전달할 신경이 없다는 의미입니다.

모든 요통을 척추 혹은 추간판이라는
구조물로 들여다본 패착이 저지른 결과입니다.
디스크내장증이라고 진단받은 환자들이 호소하는 증상은
모두 근육의 만성요통을 이야기하고 있습니다.

앉았다가 일어날 때 허리가 잘 안 펴지고(장요근)
아침에 특히 허리가 뻐근하고(척추기립근)
오래 앉아 있으면 허리가 우리하게 아프고(요방형근)
심하면 엉덩이도 아프고(이상근)
기타 등등.

MRI상에 디스크가 탈출된 흔적이 안 보이고

X-ray상에 척추간격의 협소가 안 보이고,

환자는 다리가 저리는 방사통을 호소하지 않고,

그럼에도 불구하고 환자가 6주 이상

허리가 아프다고 호소할 경우

의사들은 '디스크내장증'이라고 진단을 내린다.

디스크내부장애라는 말인데,

이게 MRI로 진단이 가능한지 잘 모르겠다만,

사실은 비특이성요통이라고 하는 것이며,

쉽게 말해서 만성요통이다.

방사선상에 특이한 소견이 없음에도 불구하고

환자가 6주 이상 요통을 호소하는 질환을

'비특이성요통'이라고 하며

영어로 Non-Specific LBP이라고 한다.

그냥 만성요통을 어렵게 이렇게 표현한다.

원인은 근육이다.

굳어 있는 근육 자체가 아플 수도 있고,

굳어 있는 근육에 의해 척추에 비정상적인

압력이 생겨서 통증이 생길 수도 있지만,

적어도 디스크 때문에 생기는 통증은 아니란 사실이다.

디스크내장증.

굳어 있는 허리근육을 풀면 다 해결될 일입니다.

모든 요통의 원인은 요추의 과전만이며,

원인근은 척추기립근, 요방형근, 광배근 그리고 장요근입니다.

이 진실에서 벗어나지 않습니다.

이것이 물리치료사인 나의 임상 경험입니다.

[주석]

인체 조직 중에서 통증수용기가 없는 조직은 총 4개입니다. 추간판(섬유륜과 수핵), 관절연골, 황색인대, 극간인대.

장요근증후군

요통을 유발하는 네 개의 근육 중에서
장요근이 가장 많은 문제를 일으킨다.
장요근은 고관절을 굴곡/외회전시키는 작용을 하기도 하고,
요추를 전만시키는 작용을 하는 근육입니다.

걸을 때 고관절 앞쪽이 아파서 주먹으로 툭툭 치거나
심하면 절뚝거리게 됩니다.
고관절이라는 뼈에 문제가 생겼나 걱정이 앞서지만,
사실은 장요근이라는 근육이 굳어서 생긴 증상입니다.

런지운동을 해서 장요근을 풀어 주면
고관절앞쪽 통증이 사라지게 됩니다.

이 근육은 주로 많이 앉아 있을 때 잘 뭉치는 근육입니다.
앉았다가 일어나면 크게 기지개를 한 번 켜 주시고,
런지운동도 한 번씩 한 다음 걸어 보세요.

걷다가 통증이 생기면 런지운동을 해 보세요.

장요근이 늘어날수록 통증은 사라집니다.

장요근이 잘 풀리지 않으면 요통을 유발합니다.

요추를 전만시키는 대표적인 근육이기 때문에 그렇습니다.

허리가 아프다면 런지운동을 해 보세요.

장요근은 골반 뒤쪽에 있는 이상근과 쌍으로 작용하기 때문에

런지운동과 함께 이상근 스트레칭을 병행하면 더 효과가 좋습니다.

장요근증후군.

이 세상에 없는 병명입니다.

제가 지은 병명입니다.

영어로는 Iliopsosa syndrome입니다.

다열근을 강화하면
추간판탈출증을 예방할 수 있을까?

불가능하다.

다열근은 척추기립근 아래쪽에 있는 작은 근육들이며,

척추기립근 중에서 가장 심부에 있는 근육들이다.

이 근육은 극돌기와 횡돌기를 연결하고 있고,

이 근육이 수축하면 척추후관절을

아랫방향으로 고정하는 안정근으로 작용하는 동시에

요추를 신전시키는 힘으로 작용한다.

이 근육을 강화시키면 후방으로 밀려 나오는

추간판을 막을 수 있다고?

무지하다는 말 외에 달리 할 말이 없다.

해부학에 대한 기본이 안 되어 있는 것이다.

첫째, 다열근은 뒤쪽에 위치하는 반면에

추간판이 탈출하는 추간공은 상대적으로

다열근 앞쪽에 위치하고 있다.

따라서 다열근이 제아무리 강하다 한들

추간판이 탈출하는 방향보다 뒤쪽에 있기 때문에

추간판을 막을 위치에 있지 않다는

엄연한 해부학적인 진실이다.

두 번째, 추간판탈출증이란 수핵이라는 물이

12겹의 철옹성으로 감고 있는 섬유륜을 찢고 나오는 질환이다.

인대성 조직인 12겹의 섬유륜을 찢어 버릴 정도의

강한 힘을 발휘하는 것이 수핵인데,

근육의 힘이 강하면 대체 얼마나 강하다고

수핵을 막을 수 있다고 생각할까?

이건 무모함이 아니라, 무지다.

일자허리

허리 아픈 사람들 태반이 일자허리다.

옆에서 봤을 때 앞쪽으로 휘어진 C자 만곡이 정상허리인 데 반해

X-ray를 찍어 보면 허리가 펴져 있는 일자 모양이 많다.

모든 요통의 원인은 요추가 과전만되기 때문이며,

그 원인은 네 개의 근육이 굳어 있기 때문인데

왜 요통 환자의 태반은 일자허리일까?

요추의 C자의 모양이 과도해지는 과전만이

요통을 일으키는 것은 맞다.

진실이다.

생각해 보자.

요추가 과전만되면 허리가 아프기 때문에

환자는 통증을 보상하는 자세를 스스로 만든다.

제일 먼저 배에 힘을 주면서 허리를 뒤로 밀어낸다.

누가 가르쳐 줘서 아는 게 아니다.

자동 반응이다.

복횡근을 수축시키고 복압을 증가시켜 요추를 뒤로 밀어낸다.

이 상태가 일자허리다.

요추의 C자 모양이 과도해지는 과전만이 되면

척추 내부의 압력이 증가하기 때문에 추간판이 밀려 나온다.

반대로, 요추의 C자 모양이 일자로 변해 갈수록

척추 내부의 압력은 감소한다.

허리가 일자라면 요통이 있다는 증거다.

이런 환자는 배에 힘이 안 빠진다.

배꼽을 중심으로 가로 주름이 잡힌다.

심해지면 요추가 일자를 지나 역C자로 변한다.

살이 찌지 않은 야윈 체형을 갖고 있다.

엉덩이 근육이 빠지기 때문에 뒤태가 예쁘지 않다.

엉뽕으로 일시적으로 보기 좋게 할 수는 있지만,

근본적인 해결은 안 된다.

치료는 어떻게 하면 될까?

모든 요통의 원인은 요추의 과전만이며,

요추의 과전만은 척추기립근, 요방형근, 광배근

그리고 장요근의 경직 때문이다.

치료 타깃은 이 네 개의 근육이다.

이 네 개의 근육을 풀어 나갈수록 요통은 줄어든다.

배에 들어갔던 힘이 빠진다.

그 결과 일자허리는 본래의 C자 모양으로 되돌아온다.

엑스레이 사진에도 보이고,

환자가 일어선 모습에도 보이고,

바로 눕거나 엎드려 누워 있는 모습에도 보인다.

정상 허리와 일자허리는 생긴 모양이 다르다.

모든 요통의 원인은 근육이며,

요추가 과전만되기 때문이라는 결론에 이르게 된다.

내가 말하고 있는 요통의 진실에서 단 한 치도 벗어나지 않는다.

살이 쪄서 허리가 아파요

"선생님, 제가 요즘 살이 쪄서 허리가 아파요."
"그래요? 그러면 살을 빼면 허리가 나을까요?
물리치료를 받으면 살이 빠질까요?"

살이 쪄서 허리가 아프다는 분이 물리치료를 받으러 오셨다.
이분은 살을 빼려고 물리치료를 받으러 오셨을까?
살이 쪄서 허리가 아픈 것은 맞지만,
아픈 허리를 치료하는 법은 따로 있다고 믿어서 그런 것일까?

조금만 생각해 보면 말이 안 되는 추론인데도
일말의 의심도 없이 허리가 아프면 물리치료로 연결된다.

살이 찌면 허리에 부담이 증가하기 때문에 허리가 아파질까?
그렇다면 살이 찐 사람은 모두 허리가 아파야 하는 건 아닐까?
반대로, 야윈 사람은 허리가 아프지 않아야 맞지 않을까?

이런 나의 고민은 끊임없이 진행되고 있으며,

물리치료사인 내가 손으로 환자를 치료하는 입장에서

손으로 치료할 수 있는 원인이어야 했고,

그 원인은 모두 근육이더라.

허리 척추를 연결하는 근육이 굳어 있지 않으면

비만한 분이라도 허리가 아프지 않고,

반대로 야윈 분이라도

허리근육이 굳어 있으면 허리가 아파진다.

나이가 들어도 허리근육이 굳어 있지 않은 사람은

허리가 안 아프고,

젊어도 허리근육이 굳어 있는 사람은

허리가 아프다.

그 근육은

척추기립근, 요방형근, 광배근 그리고 장요근

딱 네 개뿐이다.

8부

추간판탈출증

추간판이 탈출하는 이유

추간판은 왜 탈출할까?

척추 내부의 압력이 정상수치보다 증가하기 때문이다.

척추 내부의 압력이 정상수치보다 증가하는 이유는 무엇일까?

정상적인 만곡보다 증가되는

과전만(hyperlordosis)되기 때문이다.

요추가 정상 각도를 넘어 과전만이 될수록

척추 내부의 압력은 증가되며,

반대로 요추가 정상 각도를 넘어 후만될수록

척추 내부의 압력은 감소한다.

허리 아픈 환자가 복압을 증가시켜서

일자허리를 만드는 이유와

협착증환자가 꼬부랑허리를 만드는 이유는

바로 척추내압을 빼기 위한 통증방호기전의 일환이다.

누가 가르쳐 줘서 아는 게 아니다.

허리가 아프니깐 통증에 대한 방호기전으로

자연스럽게 배에 힘을 주면서 만들어진 결과이다.

그 결과가 일자허리이다.

그렇다면 왜 요추는 과전만될까?

모든 요통의 원인은 요추의 과전만 때문이며,

과전만을 유발하는 원인근은

척추기립근, 요방형근, 광배근 그리고 장요근 4개뿐이다.

이 네 개의 근육이 굳을수록 요추는 과전만이 되고,

전만각도가 증가할수록 척추내압이 증가하고,

증가된 척추 내부의 압력은 압력 균형을 맞추기 위해

밖으로 이동하는데, 그때 추간판을 밀어내는 것이다.

그 결과가 추간판탈출증이다.

추간판이 탈출하는 것은 척추에 비정상적인

압력이 발생하기 때문에 생기는 자연스러운 현상이다.

척추 내부에 발생한 증가된 비정상적인 압력은

외부와의 압력 균형을 맞추기 위해 밖으로 나오게 되는데,
이 힘이 추간판을 밀어낸 것이다.

척추 내부에 비정상적인 압력이 증가하는 이유는
요추의 과전만 때문이다.
정상만곡을 유지하는 환자들은
척추 내부에 비정상적인 압력이 증가하지 않는다.
이때 추간판은 체중을 분산시키는
충격완충제(shock absorber)로 작용한다.

요추의 전만은 척추기립근, 요방향근, 광배근
그리고 장요근이 수축할 때 유지되는데,
이들 네 개의 근육이 수축 후 이완이 되지 않고,
수축된 상태가 유지되는 즉, 굳어 있을 때
척추 내부에 비정상적인 압력이 생기게 되고,
증가된 압력은 압력균형을 맞추기 위해 밖으로 나오면서
추간판을 밀어내는 것이다.

척추수술 이후
환자의 상태가 호전되었다면?

척추수술 이후 환자의 상태가 호전되었다면

탈출된 디스크를 제거했기 때문일까?

물론 그럴 수도 있겠지만,

척추내압이 빠지지 않는 이상

디스크는 다시 누출되듯이 흘러나온다.

그렇다면?

수술실에서 마취 과정에서 투입된 근육이완제에 의해

디스크에 압력을 가하고 있던 굳어 있던 근육이

이완되면서 발생한 부가적인 효과일 뿐이다.

수술을 하지 않는 내가 이 사실을 어떻게 알았을까?

수술을 하는 의사가 그렇게 말을 하더라.

척추수술 하지 말라고 말씀하시던….

척추수술이 필요한
환자는 수술해야 하지 않나요?

"척추수술이 필요한 환자는 수술해야 하지 않나요?"
이 질문에 대해 내가 묻는다.

대체 어떤 상태가 수술이 필요한 상태인가요?
추간판이 탈출된 상태가 수술이 필요한가요?
척추관이 협착된 상태가 수술이 필요한가요?
다리가 저리는 환자가 수술이 필요한가요?

단언컨대,
단 한 건도 수술이 필요 없다.

추간판이 탈출하면
왜 다리가 저릴까?

추간판이 탈출하면 왜 다리가 저릴까?

반대로, 가슴이나 허리 혹은 머리나 목이

저리지 않는 이유는 무엇일까?

다리가 저리면 다리로 내려오는 신경이

어딘가에서 막혔다는 사인이다.

여기에 딴지를 걸 일은 아니다.

팔이 저리면 팔로 내려오는

신경이 막혔다는 사인이다.

이 또한 딴지를 걸 일은 아니다.

다리로 연결되는 신경경로상에서

신경을 누를 수 있는 곳은 딱 2군데뿐이다.

첫 번째가 척추이며, 두 번째가 골반이다.

병명은 첫 번째가 추간판탈출증이며,

두 번째가 이상근증후군이다.

물론 근경직에 의해 발생하는 연관통도 있지만,

여기에서는 배제하자.

추간판이 빠져나오는 지점에

다리로 연결되는 신경이 지나가고 있다.

해부학적으로 그렇게 생겼다.

그래서 추간판이 탈출하면 다리 신경을 누르게 된다.

그 결과 다리가 저리거나 힘이 떨어지거나

혹은 고무로 만지는 듯한 이상감각 증상이 나타나는 것이다.

척추관협착증 환자의 선택은
두 가지

척추관협착증 환자가 선택할 수 있는 것은 두 가지다.

하나는 꼬부랑허리가 되어 지팡이를 짚고 다니거나

척추유합술을 하는 것이다.

나머지 하나의 대안이 있다.

바로 도수치료다.

척추관협착증을 유발하는

4개의 근육을 풀면 끝날 문제다.

문제는 시간이다.

풀어내는 시간이 빠르고 늦고의 차이일 뿐

언젠가는 치료가 된다.

어떤 걸 선택하시겠습니까?

수술과 도수치료 중에서….

척추관협착증의 역설

척추관협착증은 50세 이후
고령층에서 호발하는 퇴행성질환이다.

다른 것 다 차치하고 이 말 한마디만 하자.
척추관협착증은 요추 4번과 5번 사이에 있는
척추관이 좁아지는 퇴행성질환이다.
꼬부랑허리가 되고,
허리를 숙이면 편하기 때문에 지팡이를 짚는 질환이다.

문제는 요추 4번과 5번 사이에 있는
척추관이 좁아진다는 것인데,
여기서 역설이 생긴다.
뇌신경에서 연결되어 내려오는 척수신경은
경수, 흉수, 요수로 구분할 수 있지만,
척수는 요추 1번과 2번 사이에서 끝난다는 것이 역설이다.

이 말의 의미는

협착증이 호발하는 요추 4번과 5번 사이에는

압박을 받을 척수가 없다는 사실이다.

놀랍지 않은가?

왜, 현대의학은 이 점을 지적하지 않는가?

그렇다면 왜 환자들은 다리가 저리고

100미터도 걷지 못하고 주저앉게 될까?

다리가 저리고 힘이 빠진다는 것은

다리로 연결되는 신경이 어딘가에서 막혔다는 증거다.

어디인가?

1차적으로는 척추관이며, 2차적으로는 추간공이다.

여기서 답을 찾을 수 있다.

척추관에 있는 척수의 경막에서 출발한 척추신경은

추간공을 통해 빠져나온 다음 다리까지 연결된다.

척추관에는 요수 4번과 요수 5번 척수가 없기 때문에

답은 하나가 남는다.

바로 추간공이다.

그렇다.

추간공은 요추가 과전만될 때 좁아지게 되는데,

이 좁아진 공간을 척추신경이 빠져나오면서

압박을 받는 질환이 척추관협착증이 되시겠다.

치료는 좁아진 척추관을 확장하는 수술로는 해결이 안 되고,

도수치료를 통해 좁아진 추간공을 넓혀 주어야 한다.

어떻게 가능할까?

요추는 과전만될수록 추간공이 좁아지고,

반대로 후만이 될수록 추간공은 넓어진다.

요추가 과전만되는 것은

척추기립근, 요방형근, 광배근

그리고 장요근이 굳어 있기 때문이다.

이 네 근육이 치료 타깃이 된다.

굳어 버린 이 네 근육을 풀어낼수록

추간공은 계속 넓어지게 되고,

환자는 낫는다.

이것이 진실이다.

모든 요통은 요추의 과전만 때문이며,

요추를 과전만시키는 힘은

척추기립근, 요방형근, 광배근 그리고 장요근

딱 네 개의 근육뿐이다.

척추전방전위증

선천적으로 척추분리증이 있던 환자가

나이가 들면서 분리된 추체가 전방으로 이동하는 질환이다.

척추전방전위증을 치료할 수 있는 사람은

대한민국에서는 없다 해도 과언이 아니다.

환자를 눕혀서 허리를 누르게 되면 분리된 추체가

전방으로 이동할 것이라는 두려움 때문이다.

실제로 그럴까?

엎드려 누워 있는 환자의 허리를 위에서 누를 때

분리된 척추가 전방으로 이동한다면

환자는 어떤 반응을 보일까?

당연히 허리가 아프다거나 혹은 다리가 저리는

방사통이 재현되어야 한다.

분리된 추체가 전방으로 이동하는 것은

요추가 전만될 때 뿐이다.

요추가 전만되는 이유는 요통을 유발하는

4개의 근육이 수축해야 가능하다.

생각해 보자.

환자가 엎드려 누우면 허리에 가해지는 중력은 제로가 된다.

이 상태에서는 허리근육이 수축을 하지 않는다.

따라서 요추가 전만이 되지 않기 때문에

분리된 추체 역시 전방으로 이동하지 않는다는 것을 알 수 있다.

치료중에 추체가 전방으로 이동한다면

환자는 요통과 함께 다리가 저리는 방사통을 호소할 것이다.

환자가 보내는 반응을 보면서 치료를 하면 된다.

요통을 유발하는 원인근은 네 개뿐이다.

이 네 개의 근육을 얼마나 효과적으로,

얼마나 빨리 풀어내느냐의 싸움이다.

두려워하지 마라.

환자의 반응을 보고

굳어 있는 4개의 근육이 풀릴 때까지

집중 또 집중하면서 환자 치료에 임하길 당부드린다.

9부

팔꿈치

테니스엘보

힘줄에 염증이 생긴 질환이다.

손을 주로 많이 사용하는 직업군에서 호발한다.

한의사는 침이나 약침으로 치료를 하고

의사는 주사나 약으로 치료를 한다.

물리치료사인 나는 손으로 치료한다.

염증이 생겼는데 손으로 치료를 하느냐고?

네.

염증이 생기는 이유를 알려 드릴게요.

힘줄은 근육과 뼈를 연결하는 구조물인데요,

근육이 굳으면 뼈에 부착하고 있는 힘줄에

장력을 발생시키게 됩니다.

이 상태에서 근육이 계속 사용되면 수축과 이완을 하는

과정 중에 힘줄에 염증이 생기게 됩니다.

균이 침투해서 힘줄에 염증이 생긴 것이 아니거든요.

물론 반복적인 사용에 의해 생기는 것이기는 하지만,

팔뚝근육이 굳어 있지 않은 사람은

손을 많이 사용하더라도 염증이 생기지 않고,

팔뚝근육이 굳어 있는 상태에서 손을 많이 사용하는 사람만

힘줄에 염증이 생깁니다.

현대의학은 이 점을 말하고 있지 않습니다.

치료는 힘줄에 생긴 염증을 제거하는 치료를 하는 것이 아니라,

힘줄과 연결되어 있는 근육을 풀어 줌으로써

뼈에 부착되어 있는 힘줄에 발생하는 인장력을 없애 주면

이미 발생한 염증은 순환 과정을 통해 없어집니다.

추가적인 손상이 생기지 않기 때문에

염증은 더 이상 생기지 않게 되는 것입니다.

힘줄에 생긴 염증.

결국 근육이 굳어서 생깁니다.

화골성근염

테니스엘보를 제때 치료하지 않으면

근육에 석회가 생기는데,

이 질환을 화골성근염이라고 한다.

어깨를 움직이는 힘줄에 석회가 생긴 질환을

석회성건염이라고 하고

근육에 석회가 생긴 것을 화골성근염이라고 한다.

힘줄에 염증이 생겨서 주먹을 쥘 때마다

통증이 생기는 데도 불구하고

뇌의 명령을 무시한 채 계속 사용한다면

해당 조직은 스스로 보호 물질을 만들어

자신을 보호하게 하는 것이다.

근조직 스스로 보호 물질을 만들어서

가동 범위를 제한하게 된다.

화골성근염이 생기면 엑스레이상에 석회가 발견된다.

이 상태를 지나면 관절연골이 닳게 된다.

인체에 어떤 이물질이 생긴 것은
조직 스스로 통증으로부터 보호하기 위한 안전장치입니다.

석회가 자연히 소멸되는지 나는 잘 모른다.
더러 수술을 하기도 한다지만,
아직은 임상 경험이 없다.

팔꿈치가 아프면 통증을 먼저 없애야 한다.
팔이 아픈 상태에서 계속 사용할 경우 단요측수근신근은
자신 스스로를 보호하기 위해 보호 물질을 만들어 내는데,
그 결과가 화골성 근염이다.

통증을 참아서 병을 키운 꼴입니다.

10부

홍추

등이 굽는 이유

등이 굽는 건 광배근 때문입니다.
거북목 환자는 대부분 등이 굽어 있습니다.

환자의 등이 굽었다고 엎드려 누워 있는 환자의
등을 누른다고 해서 등이 펴지지 않습니다.
등이라는 척추가 굽어 있는 것은 맞지만
등척추를 굽게 만든 힘은 바로 광배근이라는 근육 때문입니다.

치료 타깃은 광배근입니다.
광배근이 풀리는 만큼 굽은 등은 펴지게 될 것입니다.

등이 굳으면 등판이 결리는 것은 말할 것도 없고,
가성협심증 증상으로 가슴 앞쪽에 아리한 통증이 생기기도 하고,
여러 가지 내장기 질환이 동반되기도 합니다.

광배근이 풀리면 척추교정도 원활해지고,

척추의 관절면이 맞춰지게 되며,

앞서 언급한 증상들도 함께 사라지게 됩니다.

등을 바로 세우는 힘!

바로 광배근입니다.

11부

난치성 질환

가슴 통증

가슴 통증의 원인은 2가지입니다.

첫째, 심장에 이상이 있을 때 가슴 통증이 생깁니다.

심장이 아프면 다들 무서워합니다.

생명과 직결되는 부위라 그렇습니다.

심적인 흥분이나 격렬한 운동을 할 때

심장은 펌핑 속도를 올립니다.

심장이 펌핑 속도를 올리기 위해서는

폐를 돌이 들어오는 산소가 많이 필요합니다.

이때 폐를 돌아 심장으로 들어오는 공기의 양이 부족하거나

심장 기능의 문제로 펌핑 능력이 떨어질 때

가슴 앞쪽에 통증을 보냅니다.

누구나 심각하다는 것을 단박에 알 수 있습니다.

그전에 고혈압 약을 복용하고 있든지,

혹은 숨을 빨아들이지 못하는 호흡 곤란

증상이 있어 왔을 가능성이 높습니다.

두 번째는 가성협심증입니다.

제가 지은 병명입니다.

증상은 협심증과 유사하지만, 가짜라는 의미입니다.

영어로는 pseudo anginapectoris입니다.

pseudo는 라틴어로 가짜라는 의미입니다.

젊은이들이 갑자기 격렬한 운동을 할 때

자주 나타나는 것으로 알려져 있지만,

성인들이 더러 가슴 앞쪽이 아프다고 하는 경우인데요.

원인은 등입니다.

심장과 폐도 근육으로 둘러싸여 있고,

신경이 연결되어 있습니다.

신경을 따라 전기적신호가 도달하면

심장과 폐는 연동운동을 시작합니다.

심장과 폐는 등척추 1~4번 신경이 연결되어 있습니다.

해부학적으로 그렇게 되어 있습니다.

등근육이 빡빡하게 굳는다면

등신경이 빠져나오는 추간공이 좁아지게 됩니다.

그 결과 심장과 폐로 연결되는 신경신호가

차단되어 심폐 기능이 떨어지게 됩니다.

이때 심폐질환이 있을 때와 유사하게

가슴 앞쪽으로 통증을 보내게 됩니다.

치료 타깃은 등이 됩니다.

빡빡하게 굳어 있는 등근육을 풀고 흉추를 교정해 나가면

귀신같이 가슴 통증이 사라져 버립니다.

고혈압은 어느 혈관이 막혔을 때 생기는 병인가요?

좌심실에서 펌핑된 혈액은 크게 세 파트로 나눠서 공급된다.

첫 번째가 뇌다.

두 번째는 골격근이다.

세 번째는 내장근이다.

골격근과 내장근으로 연결되는 혈관이 폐색이 와도

혈압은 상승하지 않는다.

오직 뇌혈관이 폐색될 때만 혈압이 상승한다.

그 이유는 뇌에는 24시간 똑같은 양의 혈액이

공급되어야 하기 때문이다.

뇌혈관은 총 6개다.

이 6개의 뇌혈관 중에서 어느 하나라도

폐색이 되면 혈압을 상승시킨다.

자동 반응이다.

혈관조영술(angiography)을 해 보면 뻔히 보일 텐데

왜, 6개의 뇌동맥이 정상인 환자에게

고혈압 약을 처방하는 건가요?

본태성고혈압 1

고혈압 환자의 90%가 본태성고혈압이다.

본태성고혈압, 영어로 Essential Hypertension

본래 태어날 때부터 고혈압이라는 의미인가?

우리가 알고 있는 고혈압은

고기를 많이 먹고 비만한 사람들 중에

혈관내벽에 콜레스테롤이 침착되어 혈류순환이 되지 않아

뇌로 충분한 혈액이 공급되지 않기 때문에

생기는 것이 고혈압이라고 알고 있다.

그래서 혈전이나 지방색전이 생기지 않도록

혈전용해제와 같은 혈압 약을 죽을 때까지 복용한다.

왜 그래야 할까?

혈관내벽에 콜레스테롤이 침착되어 있으면

혈관을 통과하는 혈액은 침착된 콜레스테롤 주변을

회오리치면서 흘러가는데 이것을 와류 현상이라고 한다.

이 힘에 의해 혈관내벽은 계속 얇아지게 되고,

순간적으로 혈압이 상승할 경우 얇아진 뇌동맥벽을

뚫고 나가 버리는 뇌출혈이 발생하기 때문이다.

두 번째는 혈전이나 색전 덩어리가 뇌혈관을 통과할 때

혈관내벽에 침착된 콜레스테롤에 의해 좁아진 관에 도달하면

혈관을 막아 버려 뇌허혈이 생기기 때문이다.

고혈압 진단을 받게 되면 죽을 때까지

혈압강하제인 혈압 약을 복용하는 것이다.

생각만으로도 끔찍하다.

죽을 때까지 혈압 약을 항상 먹어야 한다니.

이건 신장 투석 환자만큼 고역이 아닐 수가 없다.

어쩔 수 없다.

이건 이해가 된다.

하지만, 고혈압 환자의 90%는 본태성고혈압이며

뇌혈관 벽이 깨끗함에도 불구하고

혈압이 상승하는 경우에 해당된다.

뇌혈관 내벽에 콜레스테롤이 침착되어 있지 않고

혈관내벽을 손상시키는 와류 현상이 생기지 않기 때문에

혈압이 상승하더라도 혈관벽을 뚫고 혈액이 분출되는

뇌출혈이 발생할 가능성이 전혀 없는 사람에게

왜 고혈압 약을 처방하는지 저는 몹시 궁금합니다.

본태성고혈압 2

본태성고혈압이 왜 생기는지

현대의학은 원인을 모른다.

뇌혈관이 문제가 아닌데도 불구하고

혈압만 올라가면 혈압 약을 처방하고 있다.

원인을 모르는 게 비단 고혈압뿐일까만

본태성고혈압의 원인은 목덜미근육의 경직 때문이다.

상상해 보자.

좌심실에서 펌핑된 혈액은 목을 지나 뇌로 연결된다.

원격으로 가지 않고, 혈관이라는 유선으로 전달된다.

혈압이 상승하는 것은 심장에서 뇌로 연결되는

경로상에 어딘가에서 막혔다는 사인다.

그렇지 않고서는 뇌로 들어가는

혈액양이 부족할 리 없을 테니깐.

본태성고혈압 환자의 특징은
목덜미근육이 하나같이 굳어 있다는 점이다.
추가적으로 어깨가 불룩하게 떡대같이 굳어 있고
얼굴이 붉은 톤을 띠는 특징이 있다.

이런 분들 태반이 고혈압이다.
나이 상관없이 고혈압이다.
남녀 상관없이 고혈압이다.
비만 여하를 불문하고 고혈압이다.
지금 아니면, 시간의 차이일 뿐 언젠가는 고혈압이 된다.

내가 이런 분들에게 항상 하는 말이다.
"쓰러질지도 몰라요."

목근육을 풀어 나갈수록
얼굴빛도 정상으로 돌아오고
혈압도 정상이 된다.

등과 어깨 목근육을 풀고 경추를 교정해 나가면
태반은 혈압이 정상으로 돌아온다.

이래도 목이 원인이 아니라고 말할 수 있는가?

본태성고혈압의 원인을 모르고 있으니,

막연히 고혈압 약을 복용하면서

언제일지 모를 그날을 기다리느니

지금 당장 목덜미근육을 풀어 보세요.

밑져야 본전이니까요.

고혈압 환자와 치매의 상관성

고스톱을 자주 치면 치매에 걸리지 않을까?

틀렸다.

고스톱을 자주 치면 치매에 걸리더라도 고스톱을 잘 친다.

치매 환자는 최근 기억보다 과거 기억을 잘한다.

이것을 Long term potentiation이라고 한다.

그 이유는 뇌의 학습 효과 때문이라고 알려져 있다.

고령 인구 중에서 가장 심각한 질환이 치매다.

치매가 왜 생기는지에 대해

현대의학은 정확하게 답변을 하지 못한다.

뇌의 퇴행성 변화이니깐,

많이 써서 생긴 병이라고 예측할 수 있다.

단지 뇌를 많이 썼다고 치매가 올까?

학자들처럼 뇌를 많이 사용하면 치매 유병률은 오히려 낮아진다.

고혈압 약과 치매의 상관성.

혹시 고혈압 약이 뇌를 손상시키는 것은 아닐까?

고혈압 환자가 죽을 때까지 복용하는 혈압 약을 통해

뇌에 공급되는 혈액의 총공급량이 부족해질 가능성은 충분히 있다.

뇌혈관의 허혈이나 폐색에 의해

뇌신경에 충분한 양의 혈액이 공급되지 않을 때에만

혈압이 상승하는 것인데,

혈압 약이 인위적으로 혈압을 떨어뜨렸으니,

뇌에 공급되어야할 혈액의 총량은 감소할 것이고,

영양공급이 부족한 뇌신경은 퇴행이 빨라지는 것이 아닐까?

이것이 나의 뇌피셜이다.

치매 환자와 고혈압 약의 장기 복용과의 상관성은

역학 조사를 해 보면 쉽게 알 수 있을 것이다.

다만, 내 추정이 그렇다는 것이다.

연구는 학자들이 하시라.

혈전성정맥염

압력은 높은 곳에서 낮은 곳으로 흐른다.

하지의 혈액이 심장으로 올라가지 못하는 이유는

심장으로 가는 어딘가에서 압력이

다리보다 증가되어 있기 때문이다.

어디일까?

'배'이다.

굳어 있는 복근에 의해 복압이 증가되어 있기 때문이다.

복압이 증가하면서 복대동맥을 압박한 결과

다리혈액이 복부를 지나 심장으로 올라가지 못하는 것이다.

치료 타깃은 복부가 된다.

실제로 복부를 풀고 장요근을 풀어 나가면

다리 쪽으로 뜨거운 물이 흘러간다고 환자들이 표현한다.

뭐겠는가?

바로 더워진 동맥혈액이 흘러간다는 증거다.

두통

두통이 생기는 이유는

뇌혈관의 문제와 긴장성 두통 2가지다.

두통이 어느 부위에 나타나느냐에 따라

여러 가지로 구분할 수 있지만,

그것은 중요한 것이 아니다.

뇌혈관의 폐색 혹은 출혈로 인해

뇌압상승으로 두통이 생긴다면

심각한 상태다.

생명을 위협할 정도의 응급 상황이다.

이것은 어찌할 도리가 없다.

대형병원 응급실로 가서 수술적인 조치를 취해야 한다.

내 두통이 뇌혈관의 문제로 생긴 것이라면

말이 어눌해지거나 눈꺼풀이 처지거나

입술을 다물지 못해 침이나 음식물이 흐른다.

팔과 다리가 힘이 빠지는 마비 증상이 나타난다.

누구나 뇌혈관의 문제는 쉽게 예측이 가능하다.

뇌혈관의 문제로 생긴 두통이 아니라면 딱 하나 남는다.

긴장성 두통

목덜미근육의 근긴장에 의해 두통이 발현되는 것이다.

두개골의 측면, 앞쪽, 천장, 뒤쪽, 눈 등 다양하게 발현되지만,

통증 부위가 다른 것은 굳어 있는 근육이 다르기 때문이다.

목덜미의 어느 근육이 굳었느냐에 따라

통증 부위가 달라지기 때문에

두통이 어디에 생기는지에 따라

어느 근육이 굳었는지 예측이 가능하다.

바로 그 근육이 치료 타깃이 되는 것이다.

두통

막연히 두려워할 통증이 아니다.

모르니깐 두려워하는 것일 뿐

치료 타깃은 오직 목이다.

흔들리면 안 된다.

흔들림 없이 굳어 있는 목근육을 풀어 나갈수록

두통도 사라진다.

암

사람의 몸에 암이 생기는 것과
나무에 버섯이 자라는 것.

인간의 몸에 원래 없던 것이 생긴다면
다 그만한 이유가 있는 것입니다.
그것은 바로 조직 스스로 자신을 보호하기 위한
보호 물질이라는 사실입니다.

특정 조직에 암이 생겼다면
해당 조직으로 들어오는 신경신호가
차단되어 있을 가능성이 높습니다.

해당 조직으로 들어오는 신경은
모두 척추에서 출발한다는 사실이며,
암 환자들의 공통점은 척추 주변 근육들이
돌덩어리처럼 굳어 있다는 것입니다.

힝상 환자의 몸을 만져서 치료하는
물리치료사인 나는 알고 있습니다.

내 생각을 말한들 누가 나무랄까요?
암이 생기는 이유를 아무도 모르고 있으니,
이렇게 합리적인 추론을 해 보는 것입니다.

암.
어쩌면 결과물일지도 모릅니다.

원인은 척추 주변 근육들이 굳어짐으로 인해
신경통로를 막게 되어 그 결과
유해 자극으로부터 계속 공격을 받게 되니
해당 조직은 스스로 보호해야 할 필요가 있었기에
암 덩어리라는 보호 물질을 만들어 내었다는 것이
저의 생각입니다.

그렇다면 역으로 생각해 볼까요?
저는 몸이 굳으면 암이 생긴다고 했는데,

저의 추론과는 달리

암이 생겨서 몸이 돌덩어리처럼 굳어 버린 것일까요?

어느 것이 더 합리적인 추론일까요?

이미 생긴, 아니,

조직 스스로 보호하려고 만들어 낸 암 덩어리.

그 암 덩어리를 제거하더라도,

조직은 다시 스스로를 보호해야 할 필요가 있다면

자연 발생적으로 다시 암 덩어리를 만들 것입니다.

원인은 해당 조직으로 신경신호가 전달되도록

만들어 주면 되는데,

그러면 해당 조직은 정상 기능을 회복할 것이고,

조직 스스로를 보호할 필요가 없기 때문에

이미 생긴 암은 자연 소멸 과정을 거치지 않을까

하는 것이 저의 합리적인 추론입니다.

환자를 치료해 본 경험이 있는 제가 하는 말이니

허무맹랑한 뇌피셜은 아닐 것입니다.

굳어 있는 척추 주변 근육을 굳지 않게 관리하는 것

굳어 있는 척추 주변 근육을 최대한 빨리 풀어내는 것.

조직 스스로 보호 물질을 만들어 낼 필요가 없게 하는 것.

이것이 암이 생기지 않게 하는

혹은 생긴 암을 제거하는 첩경이라는

제 추론이 더 타당하지 않을까요?

판단은 각자의 몫입니다.

전 다만, 저의 임상 경험을 말씀드렸을 뿐.

어지럼증과 이명

난치성질환 중에 하나가 어지럼증과 이명이다.
이소골의 문제가 아니라면
100% 목근육의 경직 때문이다.

실제로, 어지럼증과 이명이 있는 환자들은
하나같이 목과 어깨 근육이 굳어 있다.

목근육이 풀리는 만큼 경추는 교정되면서
제자리를 찾아가고
어지럼증과 이명도 덩달아 없어지더라.

믿지는 않겠지만,
본인이 수많은 환자를 치료해 본 임상 경험이다.

신경외과에서 이소골의 문제가 발견되지 않음에도 불구하고
어지럼증과 이명이 사라지지 않는다면
목과 경추가 치료 타깃이 되는 것이다.

코로나 19와 면역성

코로나 환자와 동일 공간에 있었음에도 불구하고

코로나에 전염되는 사람과

그렇지 않은 사람의 차이는 무엇일까?

면역력의 차이 때문이라고

쉽게 진단 내릴 수 있을 것이다.

그렇다면 면역력이 떨어지는 이유는 무엇일까?

여러 이야기가 있지만,

환자를 손으로 치료하는 물리치료사의 관점에서 한번 바라보자.

면역력이란 '체내에 병원체가 들어왔을 때

방어하거나 침입한 병원체를 제거하는 능력'이다.

폐나 심장 혹은 신장과 간과 같은

내장기 역시 근육으로 싸여 있다.

이 조직들의 기능이 떨어지는 경우는 두 가지다.

첫째는 유해균이 들어와서 장기를 직접 손상시키는 것이다.

대표적인 것이 장염균이 들어왔을 때다.

두 번째는 신경신호가 오지 않을 때다.

내장기 역시 근육이 움직이는 것인데,

장기는 손상받지 않은 상태이지만,

장기로 들어오는 신경신호가 차단되어 있으면

장기는 기능이 약화되거나 멈춘다.

그렇다면 이 신경신호는 어디에서 출발하는가?

바로 등척추에서 시작된다.

등척추에서 시작된 12쌍의 자율신경이 내장기로 연결된다.

등근육이 굳으면 등척추신경이 빠져나오는

추간공이 좁아지게 되고

그 결과 장기로 신경신호가 원활하게

공급되지 않을 것임을 예측할 수 있다.

코로나 19에 감염된 사람들의 공통점은

등근육이 단단하게 굳어 있는 사람들일 가능성이
높다는 것이 나의 생각이다.

비록 코로나에 감염된 환자의 몸을 만져 본 적이 없기 때문에
아직까지는 가설 단계다.

내 가설이 맞다면
굳어 있는 등근육을 풀어야 한다.

약이나 음식보다는 굳어 있는 온몸을
부드럽게 만들어 주는 것.
그것으로부터 시작해야 한다는 것이 나의 가설이다.

턱

턱이 아픈 환자가 더러 보인다.

씹을 때 아프니 치과부터 간다.

치과에서 교정 틀을 해 보지만 잘 낫지 않는다.

턱은 관절이라 근골격계 질환이다.

현대인들은 질긴 음식을 잘 씹지 않기 때문에

잘 사용하지 않는 턱관절은 계속 작아지고,

약한 외력에도 쉽게 손상되는 구조로 변하게 된다.

브이라인 얼굴이 예쁘게 보이는 이유 역시

턱관절 때문에 생긴 현상이다.

턱이 아픈 환자들의 공통점은 엑스레이에서 확연히 보인다.

모두가 일자목이다.

일자목은 하악골을 앞쪽으로 끌고 나오는

흉쇄유돌근과 사각근 때문에 생긴 것이다.

고개를 들면 목이 아프니,

보상 작용으로 턱을 앞으로 끌고 나온 것이 일자목이다.

일자목이 되면 턱이 앞으로 빠지게 되는데,

이때 상악골에 비해 하악골은 앞쪽으로 이동하게 된다.

해부학 용어로 전인이라고 하며, 영어로는 protrusion이라고 한다.

이 상태에서 저작 동작이 이뤄지면 연골이 닳게 된다.

턱이 아프다고 교정 틀을 하거나, 턱관절을 교정하더라도

하악골을 앞쪽으로 끌고 나오는

굳어 있는 근육을 풀지 않으면 완치는 어렵다.

턱이 아픈 환자라면

당신의 목이 일자목이라는 것을 발견하게 될 것이다.

치료 타깃은 턱이 아니라, 목이다.

정확하게는 흉쇄유돌근과 사각근이 1차 타깃 근육이며,

목덜미 주변 근육들이 2차 타깃 근육이다.

턱 통증.

목근육을 풀어야 합니다.

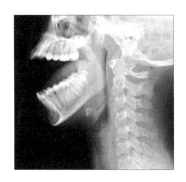

턱통증 환자의 일자목 모습

특발성측만증 1

"교수님, 특발성측만증 환자가

나이가 40세를 넘으면 어떻게 되나요?"

척추보조기학회장인 교수님과의 전화 통화 내용이다.

"그건 아직 잘 모릅니다."

특발성이라는 것은 원인을 모른다는 것이며,

척추가 왜 옆으로 휘어진 것인지 모르지만,

엑스레이상에 그렇게 보인다는 것이

현대의학이 이야기하는 '특발성'이라는 단어에 대한 해석이다.

어느 날, 환자를 치료하던 중

등근육이 단단하게 굳어 있는 환자에게

"혹시 어릴 때 측만증이 있었던가요?"라는 나의 질문에

그렇다고 말하는 것이 아닌가?

잠깐 치료를 멈추고 환자의 엑스레이를 열어 봤다.

그 순간 나는 멘붕에 빠져 버렸다.

엑스레이에 보이는 척추의 사진은

내가 여태껏 봐 왔던 측만증 환자의

엑스레이 모습이 아니었다.

이후에도 특발성측만증을 앓았던

여러 환자의 엑스레이 사진을 확인했다.

어떤 분은 요추만 약간 휘어진 상태였고,

등과 목은 정상 상태였으며,

어떤 분은 요추는 정상인데, 등상부가 약간 휘어진 정도였다.

획기적인 발견이었다.

그 어느 누구도 관심을 갖지 않았던 질문,

특발성측만증 환자가 나이가 들면

휘어진 척추는 어떻게 변하는가?

퍼진다.

특발성측만증 2

특발성측만증 환자는 나이가 들면 척추가 펴진다.
나이가 들면 측만증이 더 심해지는 것이 아니라,
펴진다.

그 이유가 뭘까?
아직은 모른다.

다만 추정컨대,
성장하면서 굳어 있던 근육이 풀린 것 외에는
설명이 불가능하다.

어쨌거나 근육이 풀렸기 때문에
척추는 제 모습으로 돌아온 것이다,
이 가설은 맞다.

그렇다면 왜 풀렸을까?

남자라면 격렬한 움직임을 예측할 수 있고,

출산 경험이 있는 여성이라면

릴렉신 호르몬의 작용을 예측해 볼 수 있다.

출산이 임박해지면, 산도를 넓혀 주기 위해

릴렉신이라는 호르몬이 분비되면서

골반을 약하게 만드는 것으로 알려져 있다.

이완 작용을 하는 릴렉신 호르몬이 근육 이완에

영향을 미쳤을 가능성을 예측해 볼 수 있을 것 같다.

12~13세부터 시작되는 특발성 척추측만증.

엑스레이에 척추의 구조적인 변화가 보이지 않음에도 불구하고

척추가 옆으로 휘어져 있을 때 '특발성'이라는 진단을 내린다.

엑스레이에 척추의 모양은 정상인데 왜 휘어져 있을까?

척추를 움직인 힘은 근육이다.

이 아이가 적절한 치료를 받지 않더라도

나이가 들수록 상태가 악화되는 것이 아니라,

나이가 들수록 정상 상태가 된다.

특발성측만증.

크게 걱정할 일은 아닌 것 같다.

특히 호흡 곤란으로 사망을 하거나

혹은 나이가 들수록 휘어지는 정도가

계속 심해지지는 않는 것 같다.

그리고, 척추보조기는 큰 도움이 안 된다고 하니

비싼 돈 들여가면서 척추보조기를 착용할 필요는 없을 것 같다.

라벤더의 꽃말

Dubium

'의심'이다.

책 속 주인공의 대사다.

"의심이 믿음보다 더 좋을 때가 있소."

"설마요? 언제?"

"학문을 할 때요."

(김진명, 『직지』, 165쪽)

무릎을 탁 치는 멋진 대사다.

현대의학에 의문을 제기하는 나는

늘 마음 한켠 죄스런 마음과

내 생각에 오류가 없는지 늘 고민한다.

과학은 의문을 제기하는 나와 같은 사람들에 의해

수정되고, 발전하는 것이라고 스스로를 자위해 왔지만,

책 속 이 한 문장으로 모든 불안이 사라지는 느낌이다.

의심이 믿음보다 더 좋을 때

바로 학문을 할 때란다.

.

.

.

앞으로도 난 내 길을 가련다.